Inka und Torsten Marold

Immanuel

W0035779

Reihe:

Aktion christliche Gesellschaft

Herausgegeben im Auftrag des Vorstandes der
Aktion christliche Gesellschaft e. V. (Bonn)
von Thomas Schirrmacher

Band 1

Inka und Torsten Marold

Immanuel

Die Geschichte der Geburt eines anenzephalen Kindes

mit Beiträgen von Rita Kamprad,
Mura Kastendieck, Inka und Torsten Marold,
Monika Mohrmann, Markus Rahn

Aktion christliche Gesellschaft 1

Verlag für Kultur und Wissenschaft
Dr. Thomas Schirrmacher

Die Deutsche Bibliothek - CIP - Einheitsaufnahme

Immanuel : die Geschichte der Geburt eines anenze-
phalen Kindes / Inka und Torsten Marold. Mit Beitr.
von Rita Kamprad ... - Bonn : Verl. für Kultur und
Wiss., 1996
   (Aktion christliche Gesellschaft ; 1)
   ISBN 3-926105-66-6
NE: Marold, Inka ; GT

Umschlaggestaltung & Satz: VKW
Printed in Germany
by St.-Johannis-Druckerei C. Schweickhardt
Pf 5, 77922 Lahr

ISSN 1430-0968 (Aktion christliche Gesellschaft)
ISBN 3-926105-66-6

Verlag für Kultur und Wissenschaft
(Culture and Science Publ.)
Dr. Thomas Schirrmacher
Bonn
1996

Verlagsauslieferung:
Hänssler Verlag, Pf 1220
73762 Neuhausen bei Stuttgart

VORWORT

Anfang April 1990 offenbarten uns die Ärzte, daß unser ungeborenes drei Monate altes Baby nach der Geburt sterben würde. ANENZEPHALUS - ein Baby ohne Stirn und Hinterkopf. Ein Alptraum. Entgegen der Meinung der Ärzte und etlicher Bekannter entschieden wir uns für unser Kind und gegen die Abtreibung.

Unser Sohn Immanuel lebte nach seiner Geburt noch 25 Stunden.

Dieses Buch beschreibt Immanuels Werden und Dasein aus verschiedenen Blickwinkeln. Es zeigt die Schwierigkeiten und Probleme auf, die uns vor allem von Ärzten bereitet wurden und macht unsere eigenen Ängste deutlich.

Da es fast keine Informationen über Anenzephaluskinder gab, mußten wir uns jeden Schritt - bis hin zur Hausgeburt - erkämpfen.

Immanuel wurde am 21.9.1990 zu Hause geboren. Er widerlegte wissenschaftliche Erkenntnisse und schuf darüber hinaus eine ganz besondere Gemeinschaft zwischen Eltern, Hebamme und Ärztin.

Immanuels Leben ist für betroffene Eltern mutmachend. Und es ist hilfreich für Ärzte, Hebammen und betreuende Personen, deren Verständnis und Einfühlungsvermögen wir Eltern so nötig brauchen. Ihnen möchten wir dieses Buch besonders ans Herz legen.

DANK

Wir haben vielen zu danken:

Dem Gott, der es uns zutraute und uns den Mut gab, ein behindertes, sterbendes Kind zu bekommen;

Rita, unserer Hebamme, ohne die von Anfang an nichts möglich gewesen wäre;

Mura, unserer Ärztin, die uns vor allem psychologisch betreute;

Denise und Conny, die den Haushalt und unsere Kinder versorgten;

Sigrid, Inkas Mutter, die in unseren schwersten Stunden viele praktischen Anlegenheiten erledigte;

Harm, der für uns mehr als ein Pastor war;

Renate, eine gute Freundin, die im Notfall immer zur Stelle war und uns die Kinder "vom Hals hielt";

Monika und Reinhart, die in der Entscheidungsphase Zeit für lange Gespräche hatten;

Monika, die mit viel Mühe und Einfühlungsvermögen die verschiedenen Beiträge dieses Buches in eine überschaubare Form brachte und auf Diskette schrieb.

Markus, unser Seelsorger. Er hat uns als Seelsorger begleitet und Inka und Immanuel während der Schwangerschaft getauft.

Es ist unser Wunsch, daß dieses Buch anderen eine Hilfe ist.

Inka und Torsten

DIE PERSONEN,
DIE IN DIESEM BUCH ZU WORT KOMMEN:

Inka, die Mutter, 31 Jahre und
Torsten, der Vater, 33 Jahre.
Inka und Torsten haben 3 Kinder: Marco, 14 Jahre, Birk, 6 Jahre und Runa, 2 Jahre.

Rita, die Hebamme, 38 Jahre. Sie arbeitete, bevor sie Hebamme wurde, an einer Sonderschule für geistig Behinderte. Sie bevorzugt Hausgeburten, vor allem wegen der ruhigeren Atmosphäre, aber auch, weil sie sich in Kliniken von manchen Ärzten unter Druck gesetzt fühlt.

Mura, die Gynäkologin, 41 Jahre, 2 Kinder, hat als Ärztin in Afrika in einem ländlichen Krankenhaus wertvolle Erfahrungen sammeln können.

Markus, der Pastor/Diakon, 35 Jahre, 2 Kinder, hat uns als Freund und Seelsorger nicht nur getraut, sondern auch in dieser schwierigen Zeit mit viel Liebe und Feingefühl begleitet.

(Stand 1995)

INKA, DIE MUTTER: IMMANUEL

Dies ist die Geschichte von Immanuel, der in seinem kurzen Dasein viel Liebe und tiefen Frieden gestiftet hat. Ich bin froh und dankbar, daß wir ihn so erleben konnten, und trotz des Schmerzes über seinen Verlust fühle ich doch, daß alles so richtig war. Immanuel ist unser dritter Sohn. Marco, der erste, ist schon neun, und Birk ist gerade eineinhalb Jahre alt. Ich wollte gern ein Geschwisterchen für Birk haben, und so wurde ich wieder schwanger. Sehr früh ließ ich mir die Schwangerschaft von meinem Arzt bestätigen, der allerdings keinen Test machte, sondern nur aufgrund der starken Durchblutung der Gebärmutter und des Muttermundes die Schwangerschaft feststellte. Ich hatte mir das Datum nicht aufgeschrieben, seit dem ich die Schwangerschaft vermutete, und das sollte sich später als verhängnisvoll erweisen.

Eine Ultraschall-Untersuchung in der neunten Woche gab uns Aufschluß über den Geburtstermin: der 7. September 1990. Ich freute mich auf dieses Baby, zumal es mir im Gegensatz zu den anderen Schwangerschaften ausgesprochen gut ging.

Zu dieser Zeit lebten wir unter starker Anspannung. Unsere 2 1/2- Zimmer-Wohnung befand sich in einer Straße, in der viele Alkoholiker wohnten. Wir litten unter dem ständigen Lärm, der aus den Nachbarwohnungen kam. Häufig war die Polizei im Haus. Birk ist mit Hilfe meiner Hebamme Rita Kamprad in dieser Wohnung geboren worden. Sie wollte mich auch diesmal wieder entbinden.

Dann bekam Torsten eine neue Arbeitsstelle. Als Möbeltischler wollte er auch noch den Baubereich kennenlernen, was zusätzliche Anforderungen an ihn stellte. Er kam jeden Abend sehr müde nach Hause und konnte sich in der engen Wohnung nicht richtig ausruhen. Unsere Kinder sind nämlich alles andere als ruhige Vertreter. Und so wollten wir von dort nur noch fort.

Einen Tag nach Ostern 1990 mußte ich erneut zum Ultraschall. Diese Untersuchung dauerte länger als gewöhnlich. Ich konnte außer dem schlagenden Herzen und der Wirbelsäule nicht viel erkennen. Dann meinte der Arzt, er wolle in einer Klinik noch eine Untersuchung mit einer Sonde durchführen lassen, denn er könne den Kopf des Kindes nicht messen, und das sei doch so wichtig zur genauen Bestimmung des Geburtstermines. Mir erschien das sonderbar, denn den Termin hatten wir doch bereits errechnet. Außerdem hatte ich keine Lust auf die Klinik. Aber der Arzt erklärte nichts weiter, sondern machte die Untersuchung in der Klinik so dringend, daß ich schließlich einwilligte. So fuhr ich zwei Tage später mit unserem kleinen Wirbelsturm namens Birk in die Diakonissenanstalt in Bremen. Nun begann ein Alptraum. Wir mußten ziemlich lange warten. Ich beschäftigte Birk damit, die Flure auf und ab zu rennen, denn ruhige Spiele waren bei ihm einfach nicht angesagt.

Endlich kam ein Herr im weißen Kittel, der uns in den Ultraschall-Raum brachte, einen engen, dunklen Raum mit großen Apparaturen, alles in Grau gehalten. Als ich mich auf die Liege legte, mußte ich Birk mit hinaufnehmen, weil er an allen Instrumenten spielen wollte. Während der Ultraschalluntersuchung alberte ich ständig mit ihm herum, um ihn bei Laune zu halten. Der Arzt sagte, er wolle noch eine Frau dazuholen, um ihr das äußerst interessante Bild zu zeigen. Ich konnte es selbst nicht sehen, weil der Bildschirm von mir weggedreht worden war. Dann guckten sie zu zweit, unterhielten sich, sagten zu mir kein Wort, und Birk wurde immer ungeduldiger, was die Ärzte aber nicht beeindruckte. Nun kam noch ein Arzt und noch einer, und schließlich erschien der Professor der Frauenklinik, der mir dann endlich verkündete, daß mein Kind nicht lebensfähig sei, weil es einen mißgebildeten Kopf habe. Ich spielte weiter mit Birk, während sie mir mitteilten, ich könne gleich dableiben, sie würden dann sofort einen Eingriff vornehmen. Es wäre mir nicht zuzumuten, das Kind auszutragen. Ich alberte noch immer mit Birk herum und erklärte, ich müsse zu Hause noch einiges regeln. Sie riefen daraufhin meinen Arzt an, der würde gleich eine Einweisung ausstellen ...

Ein Schreiben an den Arzt nahm ich mit, und in der Straßenbahn kamen mir die Tränen. Ich heulte still vor mich hin, bis ich zu Hause war und konnte nicht verstehen, was ich gerade gehört hatte. Mein Baby strampelte doch, es war lebendig. Was für eine Mißbildung sollte das denn sein? Auf dem Zettel für meinen Arzt stand die Diagnose "Anenzephalus", aber was bedeutete das?

Torsten fand mich heulend in einer Ecke sitzend, als er nach Hause kam. Er war sehr schockiert über diese Nachricht. Nervlich durch unsere schreckliche Umgebung sowieso schon völlig aufgerieben, war dies der Gipfel, mehr, als wir ertragen konnten. Die Folge davon war eine tiefe Glaubenskrise. Abtreiben - was für eine schreckliche Vorstellung! Ich hatte immer gesagt, ich würde niemals ein Kind abtreiben. Marco war die Folge sexuellen Mißbrauchs, und allen Ratschlägen zum Trotz wollte ich ihn behalten. Ich bin heute wirklich froh und dankbar für ihn. Und nun mußte ich mich wieder mit diesem schrecklichen Gedanken einer möglichen Abtreibung auseinandersetzen. Ich konnte mich zu einer Abtreibung einfach nicht entschließen. Und dann kam die Wut über Gott in mir hoch, der mir ein solches Kind schenkte. Plötzlich wußte ich genau, daß ich nicht das Recht hatte, über Leben und Tod zu entscheiden, und ER mir eigentlich keine Wahl ließ. Ich konnte die Vorstellung einfach nicht ertragen, ein Kind im Bauch zu haben, das nach der Geburt sterben würde, und noch weniger, es einfach umzubringen. Ich fuhr noch einmal zu meinem Arzt, um mir erklären zu lassen, was mit meinem Baby nicht stimmte. Er sagte mir, daß ihm die Schädeldecke fehle und es so nicht überleben könne. Bis zur 24. Schwangerschaftswoche hätte ich noch Zeit, den Eingriff vornehmen zu lassen.

Torsten und ich mußten erst einmal eine Atempause haben. Wir fuhren nach Frankfurt zu Freunden, die für uns unentbehrliche Gesprächspartner waren. Danach wußte ich, daß niemand - außer mir selbst vielleicht - mir einen Vorwurf machen würde, wenn ich das Baby abtreiben ließe. Am Ende verließ ich mich auf mein Gefühl, und das sprach eindeutig für mein Baby. Ich hatte große Angst. Was da auf mich zukam, wußte niemand. So oder so war es für mich entsetzlich. Wichtig für mich war, daß Torsten die Entscheidung akzeptierte, wenn er sie zu diesem Zeitpunkt auch noch nicht nachvollziehen konnte.

Ich telefonierte mit meiner Hebamme. Rita sagte, daß sie versuchen würde dabeizusein, wenn ich den Eingriff vornehmen ließe, aber sie würde mich auch entbinden, wenn ich das Baby bekommen wollte. Darüber war ich unendlich froh, denn ich war nun erst einmal nicht mehr allein mit meinen Ängsten. Damit stand für mich fest: Ich würde das Kind behalten.

Mein Arzt war von meiner Entscheidung wenig begeistert. Er eröffnete mir, daß er keine Ultraschalluntersuchung mehr machen würde, und zu einer Hausgeburt käme er dann auch nicht. Er könne das moralisch nicht verkraften. Er erzählte mir, mein Kind sei ja eigentlich kein Kind, sondern nur ein Zellenauswuchs, der ohne meine Körperbasis nicht existieren könnte. Das war für mich der Abschied. Andererseits konnte ich den Arzt auch verstehen, denn ich hatte ja selbst soviel Angst vor dem Kommenden.

Rita schickte mich darauf zu einer Ärztin, Mura Kastendieck, die ihre Patienten auch psychologisch betreut. Dort fühlte ich mich verstanden, und damit waren eigentlich die Voraussetzungen geschaffen, mich mit meinem Baby wirklich auseinanderzusetzen. Anenzephalus - was ist das? Wie sieht das aus? Kann ein Baby damit normal geboren werden oder stirbt es schon im Bauch? Wird es vielleicht eine Frühgeburt? Ich wollte all das wissen und suchte nach Material und nach Informationen. Mura hatte einen solchen Fall noch nicht in ihrer Praxis gehabt, und Rita fand lediglich ein medizinisches Foto - das Baby darauf sah eher wie eine Statue der Azteken aus, als wie ein Neugeborenes.

Denise machte bei mir die Geburtsvorbereitung und oft auch den Haushalt. Sie brachte mir ein Buch mit, in dem über ein amerikanisches Baby mit Anenzephalie berichtet wurde. Dieses Baby war spontan, aber mit dem Gesicht zuerst geboren worden. Es lebte zehn Tage. Das Foto war von schlechter Qualität, aber irgendwie sah dieses Baby sehr zufrieden aus. Sonst gab es keinerlei Informationen zu unseren Fragen. Ich las auch viele Berichte von Eltern, die ihr Kind verloren hatten. Ich mußte einfach wissen, was da auf mich zukam, welche Krisen ausgelöst werden können, und wie andere Eltern mit ihrer Trauer umgehen. Dabei stellte ich fest, daß es viel schrecklicher ist, ein Kind plötzlich zu verlieren, als wenn man vorher darum weiß. Aber in den Büchern fand ich nichts, was mir in meinem besonderen Fall geholfen hätte. Zu der Angst vor dem Tod kam die Angst vor dem Aussehen des Kindes. Die Vorstellung von einem kleinen

Monster war wohl bei Torsten besonders vorhanden. Ich schaute mir das Baby noch zweimal auf dem Ultraschall-Gerät an: Ein kleiner Junge. Nur über den Augen fehlte der Kopf. Sonst sah er völlig normal aus. Er hatte kleine Hände und Füße und eine Wirbelsäule; ich konnte sogar Gesichtszüge erkennen. Es war irgendwie unglaublich.

Die Schwangerschaft verlief völlig normal. Immanuel war sehr sensibel. Er strampelte heftig, wenn ich mich bewegte, und er fühlte es, wenn jemand seine Hand auf meinen Bauch legte. Bei den Untersuchungen wurde er sogar aggressiv. Ich schenkte ihm stets meine ganze Aufmerksamkeit, und ich hatte immer das Gefühl, mich mit ihm verständigen zu können. Er schien zu merken, wenn ich mich mit etwas anderem beschäftigte. Natürlich spielte hier auch meine Einbildung eine Rolle. Aber ich schreckte nachts ein paarmal hoch, weil es plötzlich still in meinem Bauch war. Ich hatte Angst, er sei gestorben, denn er schlief so selten.

Heute ist es erst eine Woche her, daß Immanuel geboren wurde, und doch fällt mir die Erinnerung an die letzte Zeit der Schwangerschaft sehr schwer. Ich habe sehr viel gebetet und oft geweint, wenn ich allein in der Wohnung war. Mit Torsten konnte ich anfangs über all meine Ängste und Sorgen nicht reden, weil er alles stark verdrängte. Aber nach einiger Zeit stellte auch er sich den Ereignissen. In unserer Kirchengemeinde bekamen wir viel Zuspruch. Viele Menschen beteten für uns, und so fühlten wir uns getragen und nicht alleingelassen. Ich beschäftigte mich immer wieder mit meinem Baby, mit der Geburt und mit dem Tod, durchlebte in Gedanken noch einmal die Geburt von Marco und Birk, und es entstand bei mir langsam eine Vorstellung davon, was ich wollte. Wenn ich mein Baby schon nicht behalten durfte, so wollte ich doch wenigstens alles tun, um ihm die Geburt und das Sterben so leicht wie möglich zu machen.

Es sollte zu Hause geboren werden, in einer warmen Atmosphäre. Eine sanfte Geburt sollte es werden, und ich wollte hinterher noch genug Kraft haben, mich um das Baby zu kümmern. Es mußte einfach lebend geboren werden. Ich wollte es wenigstens ein paar Stunden erleben dürfen. Und es sollte geborgen in meinen Armen sterben. An diesem Vorhaben hielt ich innerlich fest, und langsam, ganz langsam lösten sich meine Ängste in Zuversicht auf.

Jetzt, sechs Wochen nach Immanuels Geburt, hat der Alltag schon soviel vergraben, daß nichts geblieben ist, außer ein paar Fotos, einer Babydecke von Mura und dem Körbchen, in dem Immanuel so kurze Zeit gelegen hat. Niemand käme auf die Idee, daß ich noch vor kurzem ein Kind unter dem Herzen trug. Mir erscheint alles wie ein phantastischer Traum.

Die letzten Wochen vor der Geburt - die Bilder steigen wieder vor mir auf: Ich fühlte mich elend, der Bauch störte mich, und ich konnte kaum etwas essen. Ich hatte Kreislaufstörungen und wünschte mir sehnlichst, daß das Kind endlich geboren würde. Ich wollte so gern wieder normal leben und etwas anderes tun, als nur auf ein Baby zu warten. Ich wollte wieder für meine Familie und für mich da sein. Und doch wehrte ich mich gegen diese Empfindungen, denn die Geburt des Babys bedeutete gleichzeitig seinen Tod.

Und Immanuel kam nicht.

Der Geburtstermin war schon vorüber. Ich hatte oft Wehen, aber keine, die die Geburt eröffneten. Mura sagte mir, ich solle spätestens eine Woche nach dem errechneten Geburtstermin in die Klinik gehen, es würde sonst gefährlich für mich werden. Sie könnte dann eine Hausgeburt nicht mehr verantworten.

Ein Professor in Hamburg hatte berichtet, daß bei ihm zwei oder drei solcher Fälle gewesen seien, und diese Kinder seien geholt worden, weil sie das Wehenhormon nicht produzieren konnten. Ich wollte nicht in die Klinik. Mir ging es doch soweit gut - außer den üblichen Beschwerden - und auch Immanuel bewegte sich lebhaft in meinem Bauch.

Rita betreute mich weiter. Sie machte CTGs, beantwortete geduldig unsere Fragen, und ich überlegte fieberhaft, was ich tun könnte, damit das Baby endlich geboren werden könnte. Ich war schrecklich nervös und hatte viel mehr Angst vor dem Krankenhaus als vor allem anderen. Ich wußte: Eine künstlich eingeleitete Geburt kann drei Tage dauern, und das würde mir alle Kraft und Harmonie rauben, die ich doch gerade für dieses Baby so brauchte.

1 1/2 Wochen nach dem Termin eröffnete Rita mir, ich müßte Anfang nächster Woche in die Klinik gehen. Dann wären sechzehn Tage über den Termin hinaus vergangen, und das Risiko würde dann zu groß für mich. Zwischendurch stellten wir plötzlich fest, daß der Geburtstermin wahrscheinlich falsch berechnet worden war. Dies war also das Verhängnis, das mich zusätzlich viel Nervenkraft gekostet und geängstigt hat.

Mittwochmorgen war ich beim CTG. Rita schlug mir vor, am Montag eine Rhizinuskur zu machen, weil diese bei Geburtsreife Wehen auslösen würde. Zu Hause konnte ich dann aber nicht mehr so viele Tage warten. Ich mußte einfach etwas tun, denn ich wollte nicht in die Klinik! So nahm ich denn 2 Eßlöffel Rhizinusöl und harrte der Dinge, die da kommen sollten. Ich ging mit Torsten und Birk im Park spazieren. Ich bekam Wehen. Und ich bekam noch etwas, nämlich abscheuliche Magenkrämpfe, gegen die die Wehen ein Kinderspiel waren. Hätte mich doch nur jemand vor dem Rhizinusöl gewarnt, ich hätte dieses Zeug nie genommen - wäre dann aber vielleicht in der Klinik gelandet?! Ich verbrachte eine halbe Nacht auf der Toilette und die ganze Nacht mit Wehen. An Schlaf war nicht zu denken. Am Morgen wußte ich plötzlich: Es geht endlich los.

Donnerstagvormittag ließ ich ein weiteres CTG machen - Immanuel schienen die ziemlich starken Wehen nicht zu beeindrucken. Dann fuhr ich nach Hause, um alles für die Geburt vorzubereiten. Die Kinder wurden von Renate abgeholt, und ich versuchte, Torsten bei seiner Arbeitsstelle zu erreichen. Er mußte erst noch ein Fenster einbauen und kam schließlich am Abend, als alle anderen zur Geburt erforderlichen Personen schon da waren. Torsten war sehr müde, und ich fühlte, er würde mir nicht viel helfen können.

Meine Mutter war aus Hamburg gekommen. Sie war auch bei Birks Geburt dabei gewesen. Denise war da, und ich hatte auch Mura angerufen. Ich wollte sie sehr gern dabeihaben; nicht unbedingt als Ärztin, sondern als Freundin, denn sie hatte uns sehr lieb betreut. Ich hatte das Gefühl, daß es für sie auch wichtig sein würde dabeizusein. Und Mura kam.

Es war eigentlich eine schöne, wenn auch spannende Stimmung. Wir saßen im Wohnzimmer um den runden Tisch und tranken Tee. Die Zeit verging. Ich hatte starke Wehen, die man mir wohl nicht ansah, denn je stärker die Schmerzen wurden, desto ruhiger wurde ich. Ich hatte keine Angst. Ich versuchte, den Schmerz ganz bewußt zu erleben, denn das war die einzige Möglichkeit, ihn wirklich auszuhalten. Später ging ich mit Denise ins Schlafzimer, um mich bei einer Meditation zu entspannen, weil der Schmerz noch stärker wurde. Als der Muttermund acht Zentimeter geöffnet war, schien die Geburt stehenzubleiben. Das Fruchtwasser hatte sich vor dem Kopf des Babys gesammelt und den Mut-

termund aufgedrückt, aber es erfolgte kein Blasen-
sprung. Mura öffnete also die Blase mit einem spitzen
Holzstab, der aussah wie eine zu groß geratene Häkel-
nadel. Bei dessen Anblick wurde mir ganz mulmig.
Nachdem eine Menge Fruchtwasser abgegangen war -
warm und widerlich - sollte ich aufstehen, damit nun der
Kopf des Babys den Muttermund vollends aufdrücken
könnte. Das machte mir ziemlich große Mühe, und ich
mußte festgehalten werden. Der Druck des Kopfes war
nun sehr schmerzhaft, und ich fühlte, daß es ziemlich
schnell vorwärtsging. Endlich kamen die Preßwehen. Ich
legte mich mit dem Oberkörper über den Bettrand und
kniete auf dem Boden. Torsten hielt mich an den Armen
fest, weil ich aus eigener Kraft nicht mehr knien konnte.
Die Wehen waren so stark und kräftezehrend und die
Pausen dazwischen so kurz! Torsten erzählte mir fürch-
terlichen Blödsinn. Eigentlich wollte ich nur meine Ruhe
haben, um mich in den kurzen Momenten zu entspannen, und doch konnte ich noch immer mit ihm her-
umalbern. In der Regel waren die Babys, von denen ich
gehört hatte und auch meine eigenen nach drei bis vier
Preßwehen da. Aber Immanuel kam nicht. Nur ganz
langsam schob er sich vorwärts, rutschte zurück, strampelte. Er brauchte wohl 10 Preßwehen oder noch mehr.
Ich konnte nicht zählen, und ich hatte Angst, daß er steck-
enbleiben und ersticken würde. Es waren schreckliche
Momente für mich. Dann eine letzte und, wie es mir vor-
kam, eine alle Kraft verzehrende Anstrengung. Ich
wollte ihn endlich heraushaben, und mehr konnte ich
auch nicht geben. Er schaffte es endlich. Ich erinnere
mich an einen kurzen Schrei von ihm, dann war es vorbei. Es war dunkel, und ich war leer, völlig ausgelaugt,
und mir war alles egal. Sie wollten mich vom Bett heben,
aber ich sagte, sie sollten mich ja nicht anfassen, ich
wolle meine Ruhe haben. Schlafen, eine Ewigkeit schlafen - natürlich durfte ich das noch nicht, und schließlich
kehrte ich wieder in die Wirklichkeit zurück. Ich wurde

zurückgehoben und lag auf dem Boden. Denise stützte meinen Rücken. Flüchtig sah ich dabei Immanuel. Er lag auf dem Boden auf der Seite, ganz still. Mir fiel sofort auf, wie groß er war. Ich zweifelte keinen Moment daran, daß er lebte. Ich ließ ihn mir auf den Bauch legen. Er hatte die Augen offen. Etwas benommen, aber vollends ruhig wirkte er. Ich sah sein lädiertes Köpfchen, sein liebes Gesicht, und ich war unendlich froh, ihn im Arm zu haben. Er schrie nicht und atmete zuerst noch etwas stockend, dann aber zunehmend sicherer. Dann konnte die Nabelschnur durchtrennt werden. Immanuel hatte noch sehr viel von der "Käseschmiere" auf dem ganzen Körper; er hätte noch eine ganze Woche später kommen können. Obwohl alles so gut ging, ärgere ich mich heute über die falsche Berechnung des Geburtstermins.

Immanuel war um 1.03 Uhr geboren worden. Ich war zu müde, um noch viel mitzubekommen. Mura und Rita wußten nicht, wie sie Immanuels Wunde versorgen sollten. Die Nerven und das Gehirngewebe lagen offen. Alles war blutig, jeder Stoff würde sofort daran festkleben. Schließlich legten sie einen Plastikhandschuh auf die Wunde, den einzigen sterilen Gegenstand, der dafür geeignet war, und zogen ihm eine Wollmütze darüber. Die Wunde schien ihm schrecklich wehzutun, denn er zuckte dabei fürchterlich zusammen. Er sah nun aus wie ein kleiner Eskimo. Warm angezogen bekam ich ihn wieder.

Endlich konnten wir schlafen. Wir waren alle sehr müde. Mura und Denise fuhren nach Hause, und auch Rita verabschiedete sich von uns. Meine Mutter blieb über Nacht.

Als ich am Morgen aufwachte, war Immanuel ganz kalt und blau, und ich bekam einen großen Schreck. Ich wärmte ihn, strich ihm immer wieder über Gesicht und Hände und merkte, daß er es genoß. Er bewegte sich nicht, nur sein Gesicht drückte seine Stimmung aus. Er öffnete sein linkes Auge, es war hellblau. Das rechte bekam er nicht auf, denn es war von der Geburt geschwollen. Er hatte sich mit der rechten Gesichtshälfte durch den Geburtskanal gequetscht, um nicht so starke Schmerzen von der Wunde her zu haben. Dann saugte er an seiner Oberlippe. Ich betrachtete ihn lange. Jetzt, bei Tageslicht, konnte ich ihn erst richtig sehen. In der Nacht war ich auch viel zu benommen gewesen. Immanuel war ein wirklich niedlicher Kerl. Von der Schädigung war durch die Mütze nichts zu sehen. Nur wenn ich sie einmal etwas zurückschieben mußte, wurde der Rand über den Augen sichtbar. Offenbar war es ihm unangenehm, wenn ich die Mütze zurückschob.

Dann versuchte ich, ihn zu stillen. Lutschen konnte er offenbar, und wenn er vielleicht nicht trank, so spürte er doch sicher die Geborgenheit durch die Mutterbrust. Es dauerte ein wenig, bis er die Oberlippe gegen die dicke Brustwarze eintauschte, aber dann fing er an zu saugen, ganz ruhig und kräftig, als wenn er es schon immer getan hätte. Schlucken konnte er also auch, und ich freute mich riesig darüber, ihn stillen zu können. Etwas später frühstückten wir. Immanuel, dick eingepackt, war dabei. Mir ging es erstaunlich gut, und wir waren alle sehr fröhlich, daß alles so gut geklappt hatte. Immanuel schien die ganze Zeit über wach gewesen zu sein. Meist hielt er die Augen geschlossen, und er bewegte sich überhaupt nicht. Ich vermute, daß er durch die Schädigung gelähmt war. Aber seine Reflexe funktionierten gut, und wenn man seine Wunde durch das Zurückschieben der Mütze versehentlich berührte, strampelte er heftig. Wir berührten die Wunde nicht mehr, da wir ihm ohnehin nicht hätten helfen können.

Etwas später kam Rita zur Untersuchung. Ich versuchte noch einmal, Immanuel zu stillen, aber er lutschte nur ein wenig. Rita wickelte ihn dann. Die Windel war naß, aber es war kein Mekonium (Kindspech) abgegangen, was für mich ein düsteres Vorzeichen war. Immanuel ließ sich alles gefallen. Er schrie nie, mit Ausnahme des Schreies unmittelbar nach seiner Geburt. Aber er fing an, seine Stimme zu entdecken, und er erzählte, als wenn er sein Erleben weitergeben wollte.

Ein Tag mit Immanuel - ein Windhauch von Leben, schnell vorbei wie ein Traum. Von seinem Leben ist nicht mehr viel zu berichten, nur wenig von seinem Abschied. Unsere Kinder waren wiedergekommen und hatten das Baby bestaunt, Marco sehr freudig und Birk unangenehm überrascht, etwas Kleines, Fremdes in meinem Schoß zu finden.

Wir brauchten alle viel Schlaf. Dann war es mitten in der Nacht, als ich aufwachte. Immanuel lag neben mir und atmete ruhig. Er hatte, wie fast immer, kalte Hände. Ich glaubte, er sei wach, und so machte ich ein wenig Licht. Dann versuchte ich, Immanuel zu stillen. Er nahm die Brust, aber sein Saugen hatte keine Kraft. Ich versuchte, ihm Tee zu geben, denn er brauchte Flüssigkeit, um seine Nieren durchzuspülen. Er trank den Tee, verschluckte sich und hustete, aber dann trank er noch etwas, bis mir sein Gesicht verriet, daß er genug hatte. Ich nahm ihn auf die Knie, streichelte ihn, rieb seine Hände, hauchte ihm auf die Wangen, die nie ganz warm wurden und redete mit ihm. Dann krampfte er sich plötzlich zusammen und fing an zu spucken. Der Tee und auch die Milch kamen wieder zum Vorschein. Es war schnell vorbei, und er war ruhig wie zuvor. Ich streichelte ihn weiter und redete mit ihm, da machte er plötzlich seine Augen auf und lächelte. "Immanuel, du lachst ja!" rief ich aus, dann schloß er seine Augen, und im nächsten Moment hörte er auf zu atmen. Ich rief ihn noch zwei- oder dreimal, dann nahm ich seine Hände, die Reflexe funktionier-

ten nicht mehr. Ich legte seine Brust frei und hielt mein Ohr darauf. Sie war sehr warm, aber darin schlug kein Herz mehr. Als ich begriff, daß er tot war, war er schon weit, weit fort.

Immanuel, mein kleiner Sohn, wo bist du hingegangen?,
Der Wind hat deinen Namen schon weit fort davongetragen.
Dem Rauschen des Flusses hör' ich zu,
er weiß, wie dein Leben begonnnen,
doch wo ist deine letzte Ruh'?
Davon hat er nichts vernommen.

Lang noch schau ich nach dir aus,
hinter dem Horizont dich vielleicht zu finden,
du kommst niemals mehr zu mir nach Haus,
und nur unsere Liebe wird uns für ewig binden.

Nach fünf Minuten weckte ich Torsten, der sehr betroffen und traurig war, Immanuels Abschied nicht miterlebt zu haben. Auch meine Mutter holte ich, und zu dritt verabschiedeten wir uns von Immanuel. Der Moment, vor dem ich mich am meisten gefürchtet hatte, war nun eingetroffen, und mir wurde bewußt, wie wenig dies noch das Baby war, das ich gerade noch so geliebt hatte. Immanuel war fort, seine sterbliche Hülle hatte er dagelassen. Nach diesem Abschied legten wir ihn in sein Körbchen, und dann gingen wir wieder schlafen, denn wir waren noch sehr müde und erschöpft vom Vortag.

Um acht Uhr wachte ich auf und verspürte einen Schmerz wie von einem Dolch. Ich schaute auf das Körbchen und weinte hemmungslos. Ich hatte Scheu davor, mein Baby noch einmal zu sehen oder anzufassen. Torsten rief Rita, Mura und Denise an, und meine Mutter machte Frühstück. Dann kam Rita ins Schlafzimmer, und sie weinte auch, und dann nahm sie Immanuels Körper aus dem Korb und betrachtete ihn. Er war ganz kalt und blau geworden, war aber noch immer wunderbar weich. Ich überwand meine Scheu und konnte ihn dann selbst auf den Arm nehmen. Danach zog Rita ihn aus und badete ihn in warmem Wasser. Die Käseschmiere war noch nicht ganz eingezogen. Der Mund war ein wenig geöffnet, und er sah sehr friedlich aus. Ich fand ihn jedoch sehr verändert, er ähnelte nun mehr dem Foto aus dem Medizinlehrbuch. Wir bewunderten noch einmal seinen kräftigen Körper und sahen uns seinen Kopf genau an. Dann zog ihm Rita die weichen Schafwollsachen an, und wir brachten ihn im Körbchen ins Wohnzimmer. Wir stellten Immanuel auf den Wohnzimmertisch und zündeten rundherum Teelichter an. Inzwischen waren auch Mura und Denise da, und unser Pfarrer wollte auch gleich kommen. Denise hatte eine weiße Lilie mitgebracht, und ich ging in den Garten, um die letzten Blumen für Immanuel zu pflücken. Als Harm Köper, unser Pfarrer, kam, sagte er uns liebe Worte. Wir beteten, und wir nahmen Abschied von dem kleinen Kerl. Die Blumen legten wir mit in sein Körbchen. Entsetzlich war der Moment, als Immanuel abgeholt wurde. Es war für Torsten und mich zuviel. Der Schmerz schien unerträglich. Gott im Himmel weiß, wie wir das ertragen konnten.

Den Rest des Tages verbrachten wir im Bett, mit Weinen und mit Schlafen. Ich suchte in Gedanken nach Immanuel und wollte das Erlebte festhalten. Es war alles so unglaublich schnell gegangen. Das Wunderbarste und der größte Trost für meinen Verlust war das Spüren eines inneren Bandes zwischen Immanuel und mir, das auch der Tod nicht zerreißen kann. Ich glaube, daß zwischen jeder Mutter und ihren Kindern dieses Band besteht, und das ist zugleich eine Hoffnung über diese Welt hinaus.

Meine Trauer über den Verlust war ein paar Tage später schon verflogen. Der Schmerz indes wird ein Leben lang bleiben, aber er ist sehr heilsam. Immanuel war für mich ein ganz großes Erlebnis. Es scheint mir so, als wenn Gott selbst von Anfang an in ihm mächtig gewesen ist und er nur gelebt hat, um uns zu sagen, daß Gott allezeit mit uns ist und über uns wacht.

Immanuels Lächeln - ein Gruß,
ein Lächeln seines und unseres Gottes.

TORSTEN, DER VATER:
ALS MANN IN DER ENTSCHEIDUNG

Für mich fing alles erst an, als ich von der Arbeit nach Hause kam und Inka sah, die sich in die Ecke unseres Wohn-Schlafzimmers gekauert hatte. Sie weinte. Ich wußte nicht, was geschehen war. Unbeholfen und ahnungslos tröstete ich sie. Vielleicht war es auch mehr der Versuch, die Ferne, die ich zwischen uns spürte, in wärmende Nähe zu verwandeln. Ich erinnerte mich gar nicht mehr daran, daß Inka im Krankenhaus gewesen war. Ich hatte den Termin einfach beiseite geschoben. Es wird schon alles in Ordnung sein, da muß ich ja nicht dabei sein, dachte ich, denn ich mag sie eh' nicht, die langen, fast endlosen Arztbesuche. Da ist es einfacher, zur Arbeit zu gehen. Später schämte ich mich dafür, als Inka mir den Tag im Krankenhaus schilderte. Ich hätte sie alle an die Wand klatschen können! Wer solche Ärzte erlebt, der erkennt, sie sind nur Handwerker von Beruf, so wie ich Tischler bin. Da saß ich nun mit Inka im Arm. Die Ärzte hatten gesagt, unser Kind hätte Anenzephalus. Ihm fehlten die Stirn und die hintere Schädeldecke und somit das Großhirn. Für die Ärzte war damit alles klar: Das Kind ist nicht lebensfähig. Also brauche ich mir keine Gedanken zu machen, ob der kleine Fötus schon zu den Menschen oder noch zu den Nicht-Menschen gehört und muß keine moralischen Bedenken haben. Mir fiel eine Tagung ein, an der ich einmal teilnahm. Dort wollte ich mich profilieren, indem ich einem Referenten seine moralischen Verknotungen und seine christliche Verkrampftheit vorhielt, die er uns m. E. zum Thema Abtreibung als christliche Grundmoral verkaufen wollte. Nun fragte ich mich, ob der Mann nicht doch Recht gehabt hatte. Jedoch - es ist einfach, auf einem

Seminar zu argumentieren, aber jetzt, hier, mit Inka im Arm?

Es ist doch recht einfach, abzutreiben. Es wird ja niemand gequält oder getötet. Nur ein Fötus wird vertrieben. So vielleicht, wie man früher böse Geister vertrieb. Wegtreibt, abtreibt. Ein einfacher, sauberer Weg. Da es eh' nicht lebensfähig ist, wäre es sowieso nur eine Quälerei, wenn man nicht abtriebe. Und als Vater habe ich schließlich Verantwortung. Nicht zuletzt auch Verantwortung für Inka. Schließlich möchte ich doch nicht, daß Inka womöglich einen Schaden davonträgt ...

Als Inka erzählte, daß man sie gleich im Krankenhaus hatte lassen wollen, hätte ich am liebsten sofort ihre Zahnbürste eingepackt. Aber so einfach ging es nun doch nicht. Wir überlegten. Ich würde mir einen Tag freinehmen, Inka ins Krankenhaus bringen und dann auf die Kinder aufpassen. Aber es kamen Fragen, Bedenken und Zweifel, und ich hatte Angst. Kein Arzt oder Professor würde mir hier helfen können. Sie hatten es immerhin geschafft, Inka in dieser Situation soviel Mitgefühl und Einfühlungsvermögen entgegenzubringen, wie ein Hammer es bei einem Nagel vermag. Nein, wir müßten unsere Fragen, Bedenken und Ängste offen äußern dürfen, um in der kurzen Zeit, die uns blieb, entscheiden zu können: Wollen wir die Abtreibung, oder wollen wir sie nicht? Wir hatten Freunde, und gemeinsam überlegten wir: Kann ich es Inka oder auch mir zumuten, daß unser Kind tot geboren oder abgesaugt wird? Oder was hieße es für mich, Vater eines behinderten Kindes zu werden? Wäre ich dann verantwortlich für sein Leiden auf dieser Erde? Weiß ich, was ich ihm antue, wenn ich mich für sein Leben entscheide? Wer würde sich um dieses Kind kümmern, wenn es am Leben bliebe und Inka und ich tot wären? Kann man als normal denkender Mensch überhaupt ein behindertes Kind bekommen wollen? Ein Kind, das nie allein leben könnte, immer auf fremde Hilfe angewiesen bliebe? Würden wir es überhaupt lieben können? Ich las oft in der Zeitung von Kindesmißhandlungen, von körperlichen und seelischen Grausamkeiten, verübt an unschuldigen Kindern von solchen Menschen, die vielleicht einmal gedacht hatten, genug lieben zu können.

Also doch lieber abtreiben?

Von anderen hatte ich gehört, wie schwer es ihnen geworden sei, mit dem gewollten Tod eines Ungeborenen fertigzuwerden. Wie die realen Gefühle verdrängt wurden - Angst, Schuldgefühle, Schmerz - bis vielleicht nach vielen Jahren der Prozeß des Trauerns einsetzte und endlich Befreiung brachte.

Also doch lieber nicht abtreiben?

Ganz allmählich ordneten sich meine Gedanken. Mir wurde klar, daß jedes Kind, egal, unter welchen Bedingungen es in diese Welt kommt und in ihr lebt - sei es im Bauch der Mutter, sei es nach der Geburt - ein Recht auf Leben hat. Und ein Recht auf Liebe. Darf ich mich da von meinen eigenen Gegebenheiten, d. h. von meinen eigenen Lebensumständen materieller, physischer oder psychischer Art bestimmen lassen?

Eine Entscheidung mußte fallen.

Die letzte Instanz der Entscheidung liegt rechtlich gesehen bis heute meistens bei der Frau. Aber ebenso wichtig wie das Recht der Frau, über ihren Bauch entscheiden zu dürfen, ist für mich das Recht des Mannes, seine Empfindungen anzumelden. Meist wird ihm ein Entscheidungsrecht ganz und gar abgesprochen. Höchstens trösten darf er vielleicht einmal. Oder vom Mann wird in der Entscheidungsphase eine wahre Abtreibungseuphorie erwartet. Doch gerade bei ihm, der

eigentlich eine gewisse Härte und sogenannte Männlich-
keit symbolisiert, zeigt sich eine labile Psyche nicht selten in physischen Schäden.

Ich wurde mir des Glückes bewußt, eine Frau zu haben, die ihren psychisch labilen Mann über eine weite
Strecke mittrug. Ich durfte schwach und emotionsbela-
den sein. Andererseits lernte ich es, in der schwierigen
Phase der Entscheidung, in der meine Frau zwischen einem Überhang an Gefühlen für ihr heranwachsendes
Kind und kaltem Kalkül für die Abtreibung stand, ihr
ein helfender, da gleichberechtigter, Partner zu sein, der
nicht nur die großen emotionalen Probleme seiner
Partnerin mittragen, sondern durch den eigenen Zweifel
und die eigene Unsicherheit eine gemeinsame Entscheidung reifen lassen wollte. Die Zeit der Entscheidung, die einem Paar zwischen dem Erkennen einer
Behinderung beim Kind und dem letztmöglichen Termin
für eine Abtreibung bleibt, ist kurz. Werden in diesem
kurzen Zeitraum Gefühle verdrängt oder nicht zugelas-
sen, besteht die Gefahr, daß die Partnerschaft für lange
Zeit belastet wird, wenn nicht gar zerbricht.

Wir entschieden uns für das Kind.

TORSTEN, DER VATER:
EIN TAG MIT IMMANUEL (TAGEBUCH)

Inka hat endlich Wehen bekommen. Seit Ende August quält sie sich mit leichten Wehen herum, die hoffen ließen, daß unser Sohn sich endlich aufmachen würde, geboren zu werden. Der errechnete Termin war der 7. 9. 1990. Heute, am 21. 9., scheint er gewillt zu sein, auf die Welt zu kommen. Die Preßwehen setzen ein. Inka hat erst noch recht lange Ruhephasen zwischen den Wehen. Es sind kurze Preßwehen mit langen Pausen. Eine kraftraubende Prozedur für die beiden. Wir alle wissen, daß Immanuel nicht lange leben wird. Dennoch sind wir in gespannter und freudiger Erwartung. Immanuel kommt um 1.03 Uhr, mit der rechten Gesichtshälfte zuerst, auf die Welt. Ich halte Inka fest, die in Geburtshaltung vor dem Bett kniet. Ich habe Angst. Lebt er? Mit einem lauten Schrei meldet er sich bei uns an. Ein Stein fällt mir vom Herzen. Er schreit. Wie mag er aussehen? Ich traue mich nicht hinzuschauen. Ich höre es brabbeln und schnalzen. Gott sei Dank, daß er lebt. Es wäre unvorstellbar, nach all den Anstrengungen ein totes Kind zu bekommen. Unvorstellbar hart. Doch er lebt und wurde zuhause geboren.

Rita gibt ihn Inka, und wir schauen ihn gespannt an. Es ist kein kleines Monster. In seiner Babyhaftigkeit ist sein Aussehen nicht so schlimm, wie ich es mir vorgestellt hatte. Wenn ich auf der Straße war, habe ich mir die Leute oft ohne Stirn und Hinterkopf vorgestellt. Gruselig. Bei Immanuel sehe ich die Züge eines Babys. Ein süßes Baby. Mein Sohn. Er ist noch am ganzen Körper weiß von der "Käseschmiere". Schwarze Haare hat er und ein Gesicht wie ein niedlicher kleiner Eskimo. Immanuel hat es geschafft. Ich freue mich. Wir haben uns alle gefreut, obwohl wir wissen, daß er nicht lange leben wird. Nun ist er erst mal da, bei uns. Ich bereue es nicht. Ich bin froh, daß er nicht abgetrieben wurde. Inka ist erschöpft. Wir legen sie mit Immanuel ins Bett. Ich lege mich dazu. Dreisamkeit. Ich fühle, daß beide mich dazugehören lassen. Wir drei. Unsere anderen beiden Söhne übernachten bei Freunden. So dürfen wir uns Zeit nehmen, Ruhe haben. Er ist, entgegen aller wissenschaftlichen Erkenntnis, allein zur Welt gekommen. Ohne Wehentropf, nur die Fruchtblase wurde geöffnet. Den Rest haben Inka und Immanuel allein geschafft. In einem Buch habe ich gelesen, daß ein Kind mit Anenzephalie zehn Tage gelebt hat. Zehn Tage mit Immanuel, denke ich.

Jetzt bin ich müde. Seit 26 Stunden bin ich auf den Beinen. Aber ich traue mich nicht, meinen Wunsch nach Schlaf anzumelden. Immanuel beginnt zu schmatzen. Er versucht zu saugen. Nach der Nachgeburt fragt Rita, wer die Nabelschnur durchschneidet. Mir steckt ein Kloß im Hals. Die gibt es ja auch noch, diese Nabelschnur. Was ist, wenn er jetzt stirbt? Nein, ich nicht! Keiner will. Aber einer muß doch!? Rita fragt nicht mehr. Sie schneidet. Sie schneidet die Nabelschnur durch und übergibt ihn dem Leben. Immanuel schnalzt weiter, atmet weiter, lebt weiter. Immanuel lebt.

Donnerstag, 27.9.90

Ich erledige seit Immanuels Tod die Telefonanrufe. Nach einem Anruf machte Inka mich auf eine bestimmte Formulierung aufmerksam. Ich sprach immer über "das Kind" und von "dem Baby", aber nie über oder von Immanuel. Sie hat recht, und ich versuche, es mir beim Telefonieren, aber auch sonst, bewußtzumachen, daß wir einen Sohn mit einer Persönlichkeit und einem Namen hatten. Immanuel. Als Immanuel lebte, war ich froh, daß er lebte. Während eines Augenblickes in seinem kurzen Leben habe ich mich gefragt, was eigentlich wäre, wenn er am Leben bliebe? Wenn er nicht, wie die Ärzte prophezeit haben, stirbt. Diese Belastung, mit einem behinderten Kind zu leben! Ich war über mich selber erschrocken. Gott hat uns Immanuel geschenkt und uns klargemacht, daß er allein über das Leben und den Tod dieses Menschenkindes die Entscheidung treffen will. Er hat uns aber nicht nur Immanuels Leben anvertraut, sondern uns liebevolle Menschen an die Seite gestellt, die uns diesen beschwerlichen Weg ein wenig erleichterten. Warum, so fragte ich mich, sollte er uns nicht auch die Kraft und den Mut geben, mit einem Kind zu leben, das behindert ist? Ich begann, mich auf ein Leben mit Immanuel vorzubereiten.

Samstag, 29.9.90

Es ist jetzt eine Woche her, daß Immanuel gestorben ist. Der Alltag ist eingekehrt. Sieben Tage und acht Stunden ist er nun tot. Ich kann nicht begreifen, wie die Zeit ihr Spiel mit uns treibt. Im Schneckentempo spaziert sie zum Geburtstermin. Schier unerträgliche Anspannung, eine halbe Ewigkeit des Wartens. Und schon verschwimmt Immanuels Bild in meiner Erinnerung. Gestern habe ich die ersten Fotos von ihm gesehen. Schön, daß wir welche gemacht haben. Ich bin froh, ihn auf Fotos sehen zu können. Wir werden eines der Bilder vergrößern und zu unseren Familienbildern hängen.

Montag, 15.10.90

Morgen wird Immanuel zu Grabe getragen. Es ist schon so lange her, daß er gelebt hat. Kaum erinnere ich mich an sein Gesicht, wären da nicht die Bilder. Die Zeit vergeht so schnell, mein Herz hinkt hinter den Ereignissen her. Ich fühle, daß er mein Sohn ist. Doch mir fehlt Zeit, soviel Zeit mit ihm. Inka hat es da besser. Sie konnte schon früher eine Beziehung zu ihm aufbauen, viel früher anfangen, sich zu verabschieden. Ich hatte keine Zeit, seine Eigenarten kennen- und lieben zu lernen. Immanuel bedeutet 'Gott mit uns'. - Hoffentlich. Ich brauche eine Verschnaufpause, Ruhe zu Hause und an meiner Arbeitsstelle. Einfach nur mal gut fühlen möchte ich mich. Nur gut fühlen. Neue Kräfte schöpfen. Ich wünsche mir Immanuel als Schutzengel, der alles Böse von mir fernhält, schlechte und bösartige Gedanken vertreibt, mich begleitet auf den holprigen Wegen, die Gott mich gehen läßt.

Freitag, 26.10.90

Auf der Arbeit habe ich mal wieder alles verbockt. Eine große Spanplatte habe ich verschnitten, eine Tür verfräst und einen Türanschlag angesägt. Bei Feierabend habe ich überlegt, ob dem Chef jetzt der Kragen platzt und er mich feuert. Vielleicht schaffe ich es ja noch, bis Ende Dezember bleiben zu können.

Montag, 29.10.90

Ein schreckliches Wochenende liegt hinter mir. Ich habe das Gefühl, ein Versager in meinem Beruf zu sein. Ich nehme an, daß mein Chef mich entlassen wird. Am Morgen habe ich um ein Gespräch mit ihm gebeten. Er schildert mir seinen wirtschaftlichen Standpunkt. Wir einigen uns auf ein ungekündigtes Arbeitsverhältnis, in dessen Rahmen ich mir eine neue Stelle suchen soll. Er geht mit mir die Tischlereien in Bremen durch und sucht mir eine Handvoll mittelgroßer Betriebe heraus, bei denen ich mich vorstellen soll. Nach einigen Telefonaten habe ich am Abend ein Vorstellungsgespräch. Das Gespräch endet positiv. Am Mittwoch kann ich in der neuen Firma beginnen. Ein Stein fällt mir vom Herzen. Aber es bleibt ein bitterer Geschmack und die Ungewißheit vor dem, was kommen wird.

Donnerstag, 1.11.90

Die neuen Kollegen sind sehr zugeknöpft. Ich habe Angst, wieder zu versagen. Meine Arbeit habe ich heute zufriedenstellend erledigt. Doch ein flaues Gefühl bleibt. Mehr als nach meinem Namen hat mich heute keiner gefragt.

Freitag, 2.11.90

Ich habe in der alten Firma meine Papiere abgeholt. Traurigkeit und das Gefühl, verlassen zu sein, bestimmen den Nachmittag.

Montag, 5.11.90

Heute war ich seit Anfang Juli zum ersten Mal wieder in meiner Volleyballgruppe. Ich dachte, meine Gefühle für Immanuel hätten ein neutrales Stadium erreicht. Falsch gedacht. Es schmerzt entsetzlich, Fragen zu beantworten. Es tut weh. Ich muß mich zum ersten Mal entscheiden, ob ich mit dem einen reden will und mit einem anderen nicht. Ein sehr bedrückendes Gefühl. Aber ich kann nicht mit allen über Immanuel reden. Eigentlich wollte ich auch nur aus Spaß spielen. Gleichzeitig habe ich Angst, das, was geschehen ist, unverar-

beitet zu verdrängen. Aber ich will Immanuel nicht verdrängen. Ich befürchte, psychisch noch labiler zu werden. Ich glaube, in den letzten Tagen habe ich Immanuel
an die Grenzen meines Bewußtseins geschoben. Es er-
schreckt mich, wie weit ich ihn schon von mir wegge-
schoben habe. Die Trauer erscheint mir wie eine Berg-
und Talfahrt.

Dienstag, 6.11.90

Nils, ein lieber Freund, besucht uns am Abend. Wir
reden über Immanuel. Nils ist ein geduldiger Zuhörer,
aber ich glaube, er ist etwas verwirrt, daß wir so offen
über unseren Sohn reden. Es ist mir wichtig, daß wir Besuch bekommen, um mit Menschen über unsere Erlebnisse reden zu können. Ich will mich nicht isolieren und
alles verdrängen. Mir fallen Agnes und Markus ein, deren Kind nach der Geburt gestorben ist. Sie wußten vorher nichts. Ich bin froh, daß wir die Möglichkeit hatten,
uns auf Immanuels Leben und Sterben vorzubereiten.

Mittwoch, 7.11.90

Für viele ist ein Baby wie Immanuel in ihrer Phan-
tasie ein grauenvolles Erlebnis. Sie sehen nur Fran-
kensteins Baby vor sich, so wie ich, als ich anfangs durch
die Straßen ging und mir die Menschen mit Anenzephalie vorstellte. Doch ich sehe heute meinen Sohn.
Seine Augen, seinen Mund. Ich höre sein Schmatzen, ich
... liebe ihn.

Donnerstag, 8.11.90

Ich habe auf der Arbeit vier Stunden gebraucht, um zwei Glasscheiben einzusetzen. Am Ende war es immer noch nicht richtig. Nervlich bin ich am Ende. Heute mußte ich auch noch ein Bibelgespräch leiten. Um ein Haar hätte ich abgesagt. Ich hatte Angst, mittendrin zu weinen. Ich wünschte, ich wäre ein Strauß.

Mittwoch, 9.11.91

Ich hatte ein aufbauendes Gespräch mit meinem Meister. Er hat mir Mut gemacht und mein Selbstvertrauen wieder ins Lot gebracht. Gerade von ihm waren die Worte sehr wertvoll für mein Innenleben, aber auch für meine Selbstachtung als Tischler.

Immanuel

Ich reiche Dir den kleinen Finger,
und Du greifst zu mir mit der ganzen Hand.
Meine Augen mustern Dich freudig.
Mißmutig geblendet schaust Du durch schmale Schlitze
zu mir.
Ein Vater ist geboren,
zum dritten Mal bin ich's schon.
Jubeln, tanzen möcht ich mit Dir.
Und Du - gähnst mich müde an und schläfst.
Mir scheint, auch bei Dir ist es vergebens,
was ich mir ausgedacht habe.
Du gehst deinen eigenen Weg.
Den Dickkopf dafür hast du schon von Deiner Mutter
heut bekommen.

(T. M.)

25 Stunden

Langes Warten,
bis Du bereit warst.
Ein kräftiges Schimpfen,
als die Hebamme Dich empfing.
Schnalzende Lippen,
ein Zeichen von Hunger,
ein blinzelndes Auge,
ein Blick in die Welt.
Feste umklammerst Du meinen kleinen Finger,
ein lustiges Schmunzeln,
und schon warst Du fort.

Ein leerer Korb,
wo ich Dich wickelte.
Blühende Lilien als Totenwache.

(T. M.)

"Kinder sind eine Gabe des Herrn, die Frucht des Leibes ist ein Geschenk." (Psalm 127,3)

Marco trat mit einem großen Schritt in mein Leben. Ich war voller Erziehungstheorien, angereichert mit Ideen und der Hoffnung, ihm eine bessere Kindheit zu bescheren.

Birk kam planmäßig, nur mit etwas Verspätung. Die Feuertaufe hatte ich hinter mir, die Blauäugigkeit wich blauen Augen. Meine Theorien reduziert auf Emotionen und den guten Willen, den mir Gott jeden Tag auf ein neues schenken mußte. So wollte ich ihn in Liebe erziehen, beiden nur ein guter Vater sein.

Immanuel ging, kaum, daß er gekommen war. Kaum hatte ich mich auf ihn eingelassen, verabschiedete er sich schon wieder. Erst jetzt begriff ich den Psalm.

Bislang fiel es mir schwer, Marco, wenn er quengelte, oder Birk beim nächtlichen Schreien als Geschenk zu betrachten.

Doch nun, da Immanuel ging, ohne daß ich Zeit hatte, in einen Sohn-Vater-Konflikt zu treten, überdenke ich diesen Psalm neu.

Kinder sind eine (Leih-) Gabe des Herrn, die Frucht des Leibes ist sein Geschenk. Eine Wahrheit, die mir verborgen blieb im Angesicht der Tatsache, wie unsere Gesellschaft, wie ich mit dieser Kostbarkeit umging.

T. M.

RITA, DIE HEBAMME: IM RÜCKBLICK

Rita Kamprad

Einige Zeit nach der Beerdigung Immanuels trafen sich die Eltern, Inka und Torsten, mit der Hebamme, Rita Kamprat, um noch einmal über die ereignisreiche Zeit der Schwangerschaft und über das Leben und Sterben ihres Kindes sprechen zu können. Auch der Hebamme war es wichtig, das Erlebte noch einmal reflektieren zu können. Wir versuchen hier, das Gespräch möglichst genau wiederzugeben.

Torsten: Folgendes Erlebnis aus meiner Kindheit habe ich noch im Kopf: In unserer Siedlung lebte eine Familie mit einem behinderten Kind. Irgendwann verließ der Mann die Familie. Aus Gesprächen meiner Eltern mit anderen Leuten erfuhr ich, daß sie die Entscheidung dieses Mannes tolerierten. Ich ahnte damals, daß sie sicher anders gedacht hätten, wenn die Frau gegangen wäre. Ich erlebte, wie das behinderte Kind an den Rand der Gesellschaft gedrängt wurde und mit ihm nun auch die Mutter. Sie hatten höchstens Mitleid zu erwarten, Mitleid, das nicht tröstet, sondern eher kränkt. Wenn ein Mensch in einem solchen Umfeld aufwächst und derartige Werte vermittelt bekommt und dann später selbst vor der Entscheidung steht, sein Kind abtreiben zu lassen oder Vater eines behinderten Kindes zu werden, ist der erste reflexartige Gedanke sicher: Abtreibung!

Rita: Ich glaube, daß wir alle mehr oder weniger so aufgewachsen sind. Ich hatte aber die Chance, etwas anders damit umzugehen, weil ich als Kind auch behinderte Kinder um mich hatte. Eines wohnte in unserer Straße, und mit ihm habe ich oft gespielt. Zudem wuchs ich in der Nähe eines Friedhofes auf. Zusammen mit anderen Kindern war ich immer mal wieder dort, und wir haben uns die Toten in der Leichenhalle angeschaut. Das war etwas ganz Normales für uns. Erst in meinem späteren Leben bauten sich Hemmungen in mir auf gegen den Anblick eines Toten. Aber als Immanuel gestorben war, kamen diese Kindheitserlebnisse wieder in mir hoch, und das half mir, mit diesem Tod so umzugehen, daß ich Immanuel nehmen und waschen konnte. Hinterher habe ich gedacht, daß es mir so von der Hand gegangen sei, als hätte ich das schon öfter gemacht, und mir fiel ein, daß ich als Kind ja Kinder in ihren kleinen Särgen liegen sah. Das muß sich mir so eingeprägt haben, daß ich diese Waschung wie selbstverständlich vornehmen konnte.

Inka: Ich hatte zuerst absolute Hemmungen, Immanuel am nächsten Morgen auch nur anzusehen. Für mich war es früher schon so, daß ich nicht einmal hinschauen konnte, wenn ein mir liebes Tier gestorben war, und anfassen - unmöglich.

Rita: Ein anderes Erlebnis, das mich stark geprägt hat, war das Sterben meiner Großmutter. Als ich sie tot daliegen sah, gehörte es für mich dazu, sie anzufassen. Es war einfach ein Teil des Begreifens, sie auch als Tote anzufassen. Ich empfand den Tod als etwas ganz Natürliches. Das wurde mir wieder bewußt, als ich Immanuel wusch. Und dann kam Marco herein und sagte: "Er sieht ja aus, als wenn er schläft." Marco mußte ihn anfassen, um zu begreifen, daß Immanuel wirklich tot war. Denn jemand, der schläft, fühlt sich nicht so an.

Inka: Erinnerst du dich noch, wie es war, als ich dir am Telefon erzählte, mein Baby hätte Anenzephalie, und die Ärzte wollten eine Abtreibung durchführen?

Rita: Ja, ich erinnere mich sehr deutlich an den Anruf. Ich bin zu dir gefahren und habe dann auf dem Überweisungsschein "Anenzephalus" gelesen, und mir wurde klar, was das bedeutete. Für mich selbst habe ich erst einmal festgestellt, daß ich so etwas noch nicht erlebt und somit auch keinerlei Erfahrung damit hatte. Ich kannte diese Krankheit nur aus medizinischen Publikationen, und so wurde mir bewußt, daß ich dir nichts an Erfahrungen vermitteln konnte. Für mich war alles ebenso neu wie für dich. Ich habe dann aber bald gemerkt, daß die Informationen so, wie sie in den Medizinbüchern publiziert werden, einfach nicht stimmen. So lag das Baby zuerst in der Steißlage, und da wurde gesagt, aha, genau, wie es in dem Buch steht. Aber das Baby drehte sich, und da war es eben nicht mehr so, wie es bisher beschrieben wurde. Es heißt auch, daß Anenzephaluskinder Frühgeburten sind. Aber je mehr Immanuel die Informationen aus dem Buch widerlegte, desto normaler wurde in meinen Augen der gesamte Verlauf der Schwangerschaft. Selbst, als dann vorzeitige Wehen einsetzten, dachte ich, du könntest dieses Kind übertragen, so wie du deine anderen Kinder ja auch übertragen hattest. Als du am Ende über den Geburtstermin hinausgingst, dachte ich, daß da womöglich ein ganz normales Kind herauskäme. Irgendwann kam bei mir der Punkt, daß ich mich von dem Gefühl der Ungewißheit lösen konnte, da ich einsah, daß dieses medizinische Buch mir sowieso nicht weiterhelfen konnte. Ich fühlte mich dann aber stark unter Druck, als ich merkte, daß Mura sehr stark auf die, wenn auch spärliche, Literatur fixiert war. Sie wollte die Geburt in der Klinik einleiten. Ich wollte das aber so nicht an dich weitergeben, weil ich mich mit Hausgeburten sicherer fühlte als mit Klinikgeburten. Ich wußte, ich würde mit der ganzen Situation bei einer Hausgeburt besser zurechtkommen. Deshalb schob ich die Sache auch weit hinaus, da ich das Gefühl hatte, das Kind würde sich weigern, in einer Klinik zur Welt zu kommen. Dann allerdings, während der Geburt, wurde mir plötzlich klar: Es wird eine ungewöhnliche Geburt, diese Geburt dauert länger.

An mir selbst fiel mir auf, daß ich Angst davor hatte, mir den Kopf anzusehen, und so habe ich, als der Kopf herauskam, einen Lappen, den ich sonst für den Dammschutz brauche, viel höher gehalten, um nicht gleich mit der Behinderung konfrontiert zu werden. Ich wollte zuerst das ganze Kind sehen, dann würde die Schädigung eben nur ein Teil von ihm und nicht so erschreckend sein. Das war für mich wohl eine Art Selbstschutz.

Torsten: Das war auch mein Problem: Wie sieht er aus, mein Sohn? Ich hatte mir Leute auf der Straße ohne Stirn und Hinterkopf vorgestellt.

Rita: Ich kannte ja, wie Ihr auch, nur diese medizinischen Fotos, hatte keinerlei praktischen Erfahrungen. Jetzt habe ich eine konkrete Vorstellung und denke, ich könnte einer Frau mit der gleichen Diagnose gut beschreiben, wie solch ein Kind aussieht, und ich wäre dabei nicht auf die medizinischen Bilder angewiesen.

Inka: Als Immanuel tot war, wurde er - nach Stunden - dem Bild aus dem medizinischen Fachbuch immer ähnlicher.

Rita: Es ist ja auch so, daß der Tod eine bestimmte Hülle zurückläßt. Die sieht anders aus, als wenn Leben in ihr ist. Die medizinische Literatur zeigt uns bisher nur Anenzephaluskinder, die bereits tot sind. Diese Kinder sehen aus, als seien sie schon ganz weit weg. Das medizinische Auge nimmt nur noch die Behinderung wahr. Übrigens hatte ich, als Immanuel unterwegs war, mit einer Zusatzbehinderung gerechnet. Manche Kinder haben dann einen offenen Rücken und sind von der Körpermitte an gelähmt. Immanuel aber hat dafür zu stark gestrampelt. Es heißt auch, daß solche Kinder nicht schlucken können und die Frau deshalb zuviel Fruchtwasser behält, aber das hattest du ja nicht. Und wir stellten auch ein paarmal fest, daß das Baby einen Schluckauf hat, also mußte es auch schlucken können. So habe ich manches ganz primitiv überdacht und konnte solche Fragen für mich abhaken.

Inka: Manches kann man doch auch über Ultraschall ganz gut sehen.

Rita: Naja, du kannst vieles sehen, aber vieles eben auch nicht. Es kommt darauf an, wer den Ultraschall vornimmt, in welcher Stimmung er gerade ist und ob er auch richtig hinschaut. Wird der Schwangeren dann erzählt, ihr Kind hätte einen zu großen oder zu kleinen Kopf, stellt sich wohl jede Frau erst einmal ein kleines Monster vor. Das ist sicher eine normale Reaktion.

Inka: Eben, weil man so etwas noch nie gesehen hat, kann man sich das nicht so richtig vorstellen.

Rita: Ich denke, wir setzen uns ohnehin nicht mehr mit dem auseinander, was von der Norm abweicht. Wie viele Normabweichungen könnten wir eigentlich ertragen? Das Schrecksyndrom der Frauen ab 35 heißt "mongoloides Kind", was wohl fast jede Frau zur Amniozentese, d. h. zur Fruchtwasseruntersuchung, treibt. Es hat eben alles normgerecht zu sein. Bekommt eine Frau dann ein behindertes Kind, hat sie selbst Schuld, denn sie hätte ja abtreiben können. Darauf laufen solche Untersuchungen ja hinaus. Aber finden Frauen, die ihr Kind nicht austragen, die Möglichkeit zum Trauern? Denn etwas, das nicht existiert hat, kann man doch nicht betrauern.

Inka: Noch einmal etwas anderes: Hattest du nicht das Gefühl, daß Immanuel gelähmt war?

Rita: Zumindest glaube ich nicht, daß er von der Körpermitte an aufwärts gelähmt war.

Inka: Er hat sich ja nach der Geburt überhaupt nicht mehr bewegt, außer im Gesicht. Seine Mimik war sehr ausgeprägt, und die Reflexe funktionierten, aber sonst rührte er sich nicht.

Rita: Als er geboren war, hat er ganz normal ein bißchen zusammengerollt dagelegen. Bei einem gelähmten Kind hätten die Arme und Beine schlaff herabgehangen, weil das Kind darüber keine Kontrolle gehabt hätte.

Inka: Aber Arme und Beine hingen ja nachher am Körper.

Rita: Ich weiß nicht, ob später noch eine Lähmung auftrat. Am Anfang war Immanuel sehr rosig, aber ich hatte das Gefühl, daß er mit dem Durchschneiden der Nabelschnur eine Kraftquelle verlor, also etwas, wo er Kraft und Leben herauszog, und das wurde dann immer weniger. Erst hatte er noch eine Reserve, aber am nächsten Morgen war er dann ganz kalt. In der Phase nach der Geburt bis zum nächsten Morgen habe ich ihn ja auch nicht erlebt, und ich merke, daß mir da ein Stück fehlt. Deshalb konnte ich mir zuerst auch nicht so konkret vorstellen, daß er sich langsam verabschiedete. Aber dann sah ich, daß er sehr ruhig war und auch ganz kalt.

Inka: Er hat nichts bewegt. Trotzdem hatte ich immer das Gefühl, er ist wach. Irgendwie bekam er alles mit.

Rita: Ich stell mir das so vor: Wenn jemand nur noch ein bißchen Leben hat, also auf Reserve lebt, dann reduziert er sein Tun auf das, was ihm wichtig ist. So habe ich meine Großmutter erlebt. Die hat sich auch nicht mehr bewegt, aber sie war eben da, und das haben wir genau gemerkt. Alles, was nicht mehr wichtig ist, die

Bewegung, das Strampeln, wird eben eingestellt. Ich vermute, wenn du nicht mehr lange zu leben hast, machst du nur noch das Wesentliche, der Rest wird eingestellt.

Torsten: Glaubst du, daß ein Neugeborenes dieses Bewußtsein hat?

Rita: Das weiß ich nicht. Aber warum soll das nicht möglich sein? Nur weil es nicht so gesehen wird und man darüber nichts weiß, heißt das doch nicht, daß es nicht möglich ist. Ich weiß nicht, wann bei einem Menschen das Bewußtsein anfängt oder aufhört und maße mir auch nicht an, das beurteilen zu können. Früher glaubte man, Neugeborene hätten kein Bewußtsein und wären ein unbeschriebenes Blatt. Heute weiß man, daß das völlig falsch ist, daß der Mensch schon eine Erziehung durchmacht, bevor er geboren ist, also vor der Geburt schon neun Monate lang Erfahrung sammelt. Deshalb möchte ich nicht darüber spekulieren, ob ein Neugeborenes weiß, wieviel Lebenszeit es noch hat. Aber nur, weil ich es nicht weiß, ist das kein Grund, anzunehmen, daß es so etwas nicht gibt. Ich hatte schon das Gefühl, Immanuel hatte ein solches Bewußtsein.

MURA, DIE ÄRZTIN: EIN BRIEF

Mura Kastendieck

Ein Jahr nach Immanuels Leben und Sterben richteten Inka und Torsten die Bitte an Mura, ihre Ärztin, die Erlebnisse und Gefühle zu schildern, die sie während der Schwangerschaftsbetreuung und der Geburt von Immanuel hatte. Im folgenden ihr Brief:

Liebe Inka und lieber Torsten!

Die Erlebnisse mit Euch haben mich tief bewegt, und ich habe den Wunsch, diese meiner Umgebung weiterzugeben. Als Ihr letztes Jahr zu uns in die Betreuung gekommen seid, äußertet Ihr den Wunsch, ernstgenommen zu werden in Eurem Vorhaben, die Schwangerschaft mit Immanuel auszutragen. Bis dahin ist von ärztlicher Seite Euch gegenüber nur vertreten worden, daß eine Schwangerschaft mit einem nicht lebensfähigen Kind vorzeitig beendet werden sollte. Ein Arzt lehnte sogar die weitere Betreuung ab. Als Ihr nun zu mir kamt, haben mich Euer Mut und Eure Kraft zu diesem Entschluß überrascht und sehr bewegt.

Vorrangig erschienen mir von Eurer Seite zwei Beweggründe wichtig gewesen zu sein: "Nicht wir entscheiden über Leben und Tod" und "Das Kind soll es in mir guthaben, so lange es möglich ist". (Das war vor allem von dir, Inka, als Wunsch ausgedrückt worden.)

Für mich löste das viele verschiedene Gefühle aus. Eure Liebe zu dem Kind ohne Bedingungen war das am stärksten Beeindruckende. Das Kind annehmen, in vollem Bewußtsein, daß es fehlgebildet sei und in dem sicheren Wissen, daß es sterben wird.

So oft höre ich den Satz von werdenden Eltern "Hauptsache gesund" und denke "... und wenn nicht, was dann?" So oft spüre ich den hohen Anspruch an das Kind: Es soll makellos sein. Zugleich spüre ich hohe Erwartungen an mich als Ärztin, als Vertreterin einer "Sicherheitsmedizin", die das zu garantieren hat.

Euer christlicher Gedanke "Nicht wir entscheiden über Leben und Tod" brachte mich zum Nachdenken darüber, was wir Menschen, und vielleicht wir Mediziner insbesondere, uns anmaßen, täglich zu entscheiden. Gerade die pränatale Diagnostik möchte eine immer sicherere Aussage darüber machen, ob ein gesundes oder ein krankes Kind zu erwarten ist, und dies beinhaltet zugleich, über die nicht gesunden eine Entscheidung zu fällen.

Betroffenheit und Ärger über die selbstverständliche und eingefahrene Reaktion der Kollegen empfand ich, als Ihr mir berichtetet, mit welcher Abwehrhaltung Euch begegnet wurde, so, als gäbe es keine andere Umgangsweise mit einem kranken, ungeborenen Kind, als gäbe es nur die Einstellung: "Was nicht lebensfähig ist, muß weg!" Hierin drückt sich m. E. unsere gesellschaftliche, kollektive Verdrängung von Krankheit, Behinderung und Tod aus.

Insgesamt empfand ich tiefe Achtung vor Eurem Mut, Eurer Kraft und Eurer Liebe, und das half mir dabei, die Kraft und den Mut aufzubringen, Euch in dieser schwierigen Zeit zu betreuen. Zugleich spürte ich, daß hier etwas Ungewöhnliches geschah, von dem auch ich mir eine eigene Entwicklung versprach.

Die weitere Betreuung zeigte, daß sehr schwierige Zeiten für Euch kamen. Du, Inka, fühltest dich oft alleine und überfordert von der Betreuung der zwei Kinder und der gleichzeitig bestehenden Schwangerschaft. Du machtest manchmal den Eindruck, als ob dir doch die Kraft ausginge, die du bis zur Geburt von Immanuel brauchtest. Du, Torsten, hast dich zeitweilig in die Arbeit gestürzt, vielleicht als Flucht aus der Alltagssituation und der Konfrontation mit der Belastung.

Während der monatlichen Termine bei mir konnten wir darüber sprechen. Die Haushaltshilfe Denise konnte zwar eine Entlastung sein, aber die Hauptlast lag doch bei Inka.

Eure Fragen zum Aussehen des Kindes, zu Lebensdauer und Geburtsverlauf überforderten mich oft. Ich konnte sie nicht beantworten, da die Medizin leider nur sehr wenig Bilder aus pathologisch-anatomischen Fotosammlungen bieten und nur sehr wenige Informationen über Geburten zum Geburtstermin geben konnte.

Meine Zusage, zur Hausgeburt hinzuzukommen, machte mir zunehmend Angst. Das merkte ich z. B. daran, daß ich nach dem Urlaub insgeheim hoffte, die Geburt sei vielleicht während meiner Abwesenheit schon vonstatten gegangen. Oder ich spürte eine leise Hoffnung, daß die Geburt vielleicht dann stattfinden würde, wenn ich gerade nicht kommen könnte. Dann suchte ich nach Argumenten, dich, Inka, doch noch in die Klinik einweisen zu müssen. Dahinter spürte ich und wußte auch, daß dies alles meine eigene Angst war, nicht einfach Angst vor der Verantwortung während der Geburt oder vor Komplikationen. Es war vielmehr die eigene Angst vor der Konfrontation mit dem entstellten Aussehen des Neugeborenen. Auch ich hatte, wie du, Torsten, Monsterphantasien. Ich spürte Angst vor den starken Gefühlen um Geburt und Tod und hatte Sorge, dem nicht

gewachsen zu sein. Ich hatte Angst vor der Auseinander-
setzung mit dem Sterbenden.

Als der Geburtstermin überschritten war, nahmen
Unsicherheit und Angst bei mir sehr zu. Ich wollte mich
entziehen und empfahl dir schließlich doch noch die Kli-
nikeinweisung. Daß du weiterhin entschlossen bliebst,
eine Hausgeburt zu machen, Inka, fand ich zunächst
störrisch, zugleich war ich aber sehr beeindruckt davon,
mit welcher Sicherheit du für dich entscheiden konntest,
daß dies der richtige Weg sein werde. Als dann Don-
nerstagsabend dein Anruf kam, du hättest Wehen und
ich dürfte dabei sein, ohne Verantwortung zu übernehmen, freute ich mich sehr. Du strahltest eine ungewöhnliche Zuversicht aus. Diese Zuversicht und Kraft zog sich
durch den gesamten Geburtsablauf. Du warst sehr still,
sehr mit dir und deinem Kind in Verbindung. Es war
sehr ruhig im Raum. Wir hörten keine Herztöne ab, um
das Kind herum entstand keine Hektik.

Als Immanuel geboren war, waren wir alle über-
rascht über die Realität. Die vertrauten Züge in seinem
Gesicht beruhigten uns, und er lächelte tatsächlich. Die
Monsterphantasien waren vollkommen verschwunden.

Deine Verbindung, Inka, zu Immanuel war sehr
stark, du hast ihn so angenommen, wie er war, und du
hast es tatsächlich geschafft, daß er es gut haben konnte,
solange es sein durfte.

Immanuel lebte 25 Stunden. Er ist gekommen und
wieder gegangen.

Mir ging der Satz durch den Kopf: Wir alle leben eine
begrenzte Zeit, nur die Dauer ist verschieden.

(Oktober 1991)

MURA, DIE ÄRZTIN: EIN VORTRAG

Mura Kastendieck

Im April 1992 hielt Frau Dr. Kastendieck auf der 21. Jahrestagung der Deutschen Gesellschaft für Psychosomatische Geburtshilfe und Gynäkologie (DGPGG) in Köln folgendes Referat:

In der Schwangeren-Vorsorge, insbesondere in der Ultraschalluntersuchungs-Situation, hören wir täglich den Satz: "Hauptsache gesund!" Wir werden von den werdenden Eltern mit der Forderung konfrontiert, eine weitestgehende Aussage darüber zu machen, ob das zu erwartende Kind gesund sei. Wir spüren die Erwartungen der Eltern an das Kind sowie an uns als Untersucher.

Wir unsererseits haben in der derzeitigen Entwicklung der Pränatal-Diagnostik erheblichen Anteil daran, diese Erwartungen zu schüren, indem wir immer mehr Angebote einer technischen Schwangerschaftsüberwachung machen. So kommt es zunehmend häufiger vor, daß junge Frauen eine Amniozentese wünschen, ohne daß ein erhöhtes Risiko vorliegt. Ebenso ist es häufiger geworden, daß Ärzte generelle Empfehlungen zur pränatalen Diagnostik geben, sei es eine Amniozentese oder eine Chorionzotten-Biopsie. In einigen gynäkologischen Praxen wird sogar die höchst umstrittene Triple-Diagnostik bei allen Schwangeren durchgeführt.

Bedenken wir vor der Durchführung dieser Untersuchungen, welche Konsequenzen auf die Familie zukommen? Was ist denn, wenn das ungeborene Kind nicht gesund ist, wenn es lebensbedrohlich erkrankt oder gar lebensunfähig ist?

Mit der folgenden Darstellung einer jungen Familie möchte ich exemplarisch dazu anregen, über die Frage nachzudenken, ob es in solch einer Situation andere Lebensperspektiven als den eugenischen Abbruch geben kann.

Die junge Frau, über die ich Ihnen berichten will, im folgenden kurz "Inka" genannt, kam in unsere Praxis mit dem Entschluß, ihr Kind mit einem diagnostizierten Anencephalus auszutragen.

Zunächst zu dem Ablauf:

Inka ist 26 Jahre alt und hat zwei Kinder. In ihrer dritten Schwangerschaft wurde bei dem ersten Ultraschall-Screening in der 20. Schwangerschaftswoche von ihrem betreuenden Frauenarzt eine Auffälligkeit gesehen. Er überwies Inka am gleichen Tag zur Ultraschall-Ambulanz der Klinik.

"Im Krankenhaus wurde ein Ultraschall von 2 Ärzten gemacht, das Bild schien überaus interessant zu sein, aber ich konnte es nicht sehen, weil der Bildschirm weggedreht war. Außerdem hatte ich Birk (1 1/2 jähr.) bei mir, mit dem ich ständig herumalberte, um ihn bei Geduld und Laune zu halten. Die Ärzte holten noch einen Arzt und noch einen, keiner erklärte mir, was los war, und schließlich mußte der Professor der Frauenklinik kommen. Sie tuschelten und schienen sich einig. Dann erklärte der Professor mir, mein Baby hätte einen Kopf, der mißgebildet sei, und es wäre so nicht lebensfähig. Ich könnte zur Abtreibung gleich dableiben, und es täte ihm leid. Ich wurde nicht über die Art der Mißbildung aufgeklärt, noch darüber, woher so etwas kommt, und eine Wahl hatte ich scheinbar auch nicht."

Von seiten der Ärzte erlebte Inka, daß keine andere Lösung als der Abbruch der Schwangerschaft angeboten wurde. Die Hebamme, die Inka während der 2. Entbindung betreut hatte, bot ihr an, sie zur Abtreibung zu begleiten, ebenso, wenn sie die Schwangerschaft austrägt.

"Ich kam ins Grübeln, die Entscheidung war so schwer. Mein Kind töten lassen - das erschien mir unmöglich, aber, wie sollte ich denn ein Kind bekommen, das stirbt? Eine schreckliche Vorstellung, mein Verstand konnte mit diesem Problem nicht fertigwerden, und so entschied mein Gefühl. Ich liebte mein Baby, es fühlte sich wohl in meinem Bauch, und so sollte es bleiben, bis es nicht mehr ging. Die Hebamme hatte gesagt, sie würde dabeisein, ich war also nicht mehr allein. Mein Mann konnte meine Entscheidung anfangs nicht mittragen, aber er akzeptierte sie. Im Laufe der Monate war er eine wichtige Stütze für mich, nachdem er aufgehört hatte, diese Sache zu verdrängen und sich mit mir auf diese Situation einließ."

Nach diesem Entscheidungsprozeß kam die Frau mit ihrem Ehemann gemeinsam zu uns in die Betreuung. Bei ihrem Entschluß zum Austragen der Schwangerschaft überwogen die Gefühle zum Kind in dem Sinne:

"Es soll leben und es gut haben, solange es geht."

Der Ehemann, der zunächst für den Abbruch der Schwangerschaft gewesen war, stützte seine Motivation mit seinem religiösem Hintergrund:

"Nicht wir entscheiden über Leben und Tod."

Als die beiden nun mit diesen Beweggründen auf mich zukamen, löste das unterschiedliche Gefühle in mir aus. Ich war tief beeindruckt von der Liebe zum Kind, die nicht an eine Bedingung geknüpft war, nicht einmal an die, gesund zu sein. Ich empfand eine große Achtung, daß Inka mit dieser bedingungslosen Liebe eine große Belastung auf sich nehmen wollte.

Es löste auch Gefühle der Überforderung aus, da ich die Fragen nach dem Aussehen des Kindes nur mit pathologischen Abbildungen von abortierten Kindern beantworten konnte und Fragen zum Geburtsablauf, selbst nach Einholen von Informationen, nicht gut zu beantworten waren, da es kaum noch spontane Geburten bei Anencephalie gibt. Ich spürte Gefühle der Angst, selbst mit Fehlbildung und Tod konfrontiert zu werden. Diese Angstgefühle wurden durch den Wunsch des Paares, das Kind in einer Hausgeburt zur Welt zu bringen, noch gesteigert. Ich entwickelte Monsterphantasien und hoffte immer wieder, mich durch irgendein Ereignis vor dem Erlebnis der Geburt drücken zu können.

Den Wunsch zur Hausgeburt möchte ich mit einem Zitat erläutern.

"So langsam entstand bei mir ein Bild, wie ich mein Baby zur Welt bringen wollte. Es mußte sterben, kein Arzt konnte helfen, also konnte ich es auch zu Hause bekommen - es sollte in meinem Arm sterben, zu keiner Zeit sollte es Ängsten ausgeliefert sein, die nicht sein mußten. Die Geburt ist durchaus beängstigend genug, ich wollte es meinem Baby so leicht wie möglich machen, das war alles, was ich tun konnte."

In den Monaten der Schwangerschaft versuchte Inka, eine intensive Beziehung zu ihrem Baby zu entwickeln. Wie sie selbst sagt: "ein Zusammensein auf Zeit".

Wir sprachen über die Ängste vor der Geburt und der Begegnung mit der Fehlbildung und die Ängste vor dem Sterben des Kindes. Um sich auf das Aussehen des Kindes vorzubereiten, bat sie um einen weiteren Ultraschall und um alles verfügbare Bildmaterial. Wir sprachen über die Kontaktaufnahme zum Kind und wie sie die Bewegungen des Kindes erlebte.

Es fand sich eine Geburtsvorbereiterin, die Einzelgeburtsvorbereitung mit Körperübungen zu Hause durchführte und die gleichzeitig bereit war, Inka wie eine Haushaltshilfe im häuslichen Umfeld zu unterstützen.

Der Ehemann, der zunächst mit Rückzug reagierte und sich in seine berufliche Tätigkeit als Tischler stürzte, fand Unterstützung in seiner christlichen Gemeinschaft. Es gelang ihm im Verlauf der Schwangerschaft, sich seiner Frau stärker unterstützend zuzuwenden und ihre Entscheidung aktiv mitzutragen.

Zum inzwischen neu errechneten Geburtstermin zeigten sich noch keinerlei Zeichen des Geburtsbeginnes. Bei Überschreiten des Termins um fünf Tage, ohne daß irgendein zusätzliches Risiko hinzugekommen war, wollten die Hebamme und ich Inka in die Klinik einweisen. Sie selbst entschied sich mit großer Zuversicht und innerer Überzeugung, zwei weitere Tage abzuwarten.

Tatsächlich kam es eine Woche nach dem errechneten Termin zum spontanen Wehenbeginn.

Obwohl ich bereits gesagt hatte, daß ich ab jetzt keine Verantwortung mehr übernehmen könne, rief Inka mich an und sagte, ich dürfe dabeisein, weil sie fühlte, daß sich etwas ganz Wichtiges ereignen würde. Nach anstrengendem, aber gut fortschreitendem Geburtsverlauf, den Inka selbst als endlos empfand, wurde der kleine Sohn geboren.

"Eine endlose Geburt, ich brauchte über zehn Preßwehen, war selbst völlig am Ende und fürchtete, er würde es nicht schaffen. Dann war er mit einer letzten Anstrengung draußen, ich hörte einen lauten Schrei von ihm. Geschafft!! Zunächst war alles dunkel, ich hielt die Augen geschlossen, die Schmerzen und die Anstrengung hatten mich halb betäubt. Ich war sicher, mein Baby lebte, aber ich selber wollte nichts hören und sehen, niemand durfte mich anfassen, ich wollte gar nichts mehr. Dann sah ich ihn, den kleinen Bengel. Er war ziemlich groß und kräftig, ich staunte nicht schlecht. Über den Augen und den Ohren fehlte der Kopf, in der Mitte lagen die Nerven und Gewebe sichtbar offen. Immanuel guckte um sich. Für mich war er ein sehr niedliches Baby, obwohl er keinem von uns ähnelte. Ein Problem war sein offener Kopf. Immanuel zuckte tüchtig zusammen bei der Berührung, offensichtlich tat es ihm weh, aber er erschrak auch heftig, wenn man unvermittelt seinen Körper berührte. Er wurde dick in wollene Sachen eingepackt und hatte eine wollene Mütze auf. Er sah aus wie ein kleiner Eskimo. Ich nahm ihn zu mir ins Bett, und dann konnten wir endlich schlafen."

Morgens legte Inka ihn an.

"Nach anfänglichen Schwierigkeiten fing er gleichmäßig und kräftig an zu saugen, als hätte er nie etwas anderes getan. Wie froh war ich, daß er auch schlucken konnte. Dieser Tag verlief ruhig und normal. In der nächsten Nacht erwachte ich plötzlich. Immanuel hatte erzählt. Ich nahm ihn hoch und versuchte zu stillen. Er saugte nicht, ich gab ihm ein Fläschchen mit Tee, er brauchte Flüssigkeit. Er trank ein wenig, und dann verschluckte er sich. Plötzlich krampfte er sich zusammen und übergab sich. Ich nahm ihn auf den Arm und streichelte ihn und redete mit ihm. Er war ganz ruhig. Nach einer Weile öffnete er ein Auge, das andere war von der Geburt zugeschwollen, dann hat er mich angelächelt. Einen Augenblick später hörte er auf zu atmen. Er starb in völligem Frieden auf meinem Arm. Der Abschied war endgültig und voller Schmerz. Obwohl es wehtat, war doch alles so geschehen, wie ich es mir gewünscht hatte. Ich hatte alles in meiner Macht stehende für mein Kind getan. Nun ist fast ein Jahr vergangen. Trauer und Schmerz sind verflogen. Die Erfahrung mit Immanuel hat mich reich gemacht. Ich würde es wieder so versuchen, sollte mich dieses noch einmal treffen."

Gewiß ist dieses ein ungewöhnliches Einzelbeispiel, aber vielleicht können wir darüber nachdenken, andere Möglichkeiten der Lebensentscheidungen anzunehmen, indem wir sie bei uns selbst zulassen und sie aushalten können. Wenn wir in der Pränatal-Diagnostik beratend tätig sind, müssen wir uns mit unserem eigenen Euthanasiegedanken auseinandersetzen.

MARKUS, DER BEFREUNDETE THEOLOGE: ETHISCHE ÜBERLEGUNGEN

Gedanken eines befreundeten Theologen

Pfr. Markus Rahn

Inka und Torsten haben mich gebeten, einige ethische und theologische Gedanken als kleinen Anhang zum vorliegenden Buch zu Papier zu bringen. Das tue ich gern.

Als ich Inka und Torsten kennenlernte, lebten sie mit ihrem Sohn Marco in einer viel zu kleinen Wohnung in einer sozial benachteiligten Gegend. Inka war ungeplant schwanger geworden. Torsten hatte Probleme an seiner Arbeitsstelle. Beide litten unter den andauernden Schwierigkeiten. Inka blickte bereits auf eine mehr als problematische Kindheit zurück. Es sah so aus, als häuften sich die unglücklichen Umstände geradezu im Leben dieser beiden Menschen.

Trotz alldem besaßen Inka und Torsten einen überraschenden Gestaltungs- und Lebenswillen. Sie ließen sich nicht entmutigen, sondern arbeiteten unermüdlich an einer Verbesserung ihrer Lage. Nach der Geburt von Birk gelang es ihnen, eine angemessene Wohnung zu finden. Endlich schienen sich die Dinge zum Besseren zu wenden. Inka und Torsten atmeten auf. Sie wünschten sich ein drittes Kind und wurden wieder schwanger. In der 20. Woche erfuhr Inka dann von der Behinderung dieses Kindes.

Die Art und Weise, wie Inka und Torsten mit diesem kleinen Geschöpf umgingen, hat mich tief beeindruckt und bewegt. Jeder, der die vorausgegangen Seiten gelesen hat, wird spüren, daß hier etwas Außergewöhnliches berichtet wird. Hier begegnet Menschlichkeit in einer seltenen, überraschenden Dimension: als bedingungslose Liebe von Eltern zu ihrem schwerstbehinderten ungeborenen Kind.

Diese Liebe war auch für Inka und Torsten nicht selbstverständlich. Sie war nicht unangefochten. Sie war vielmehr das Ergebnis eines langen, beschwerlichen Weges ins Unbekannte. Denn die Herausforderung, der sie sich unvermittelt gegenübersahen, lag jenseits ihrer Erfahrung, ja ihrer Vorstellungskraft.

Anenzephalus

Anenzephalie - teilweises Fehlen des Gehirns. Allein die Vorstellung erschrickt. Was bedeutet es für eine Schwangere, diese Diagnose zu erfahren? Was bedeutet es für ihren Partner und ihre anderen Kinder? Wer es nicht erlebt hat, kann es nicht wissen. Er kann es nur aus großer Ferne ahnen.

Eine solche Situation sprengt jedes Fassungsvermögen und überschreitet jede Belastbarkeit. Auch die Ärzte, mit denen Inka zunächst zu tun hat, zeigen sich überfordert. Wie können sie das Unbegreifliche ausdrücken? Unbeholfen tragen sie Inka die Diagnose vor und erklären ihr gleich die nach ihrer Auffassung medizinisch notwendigen Schritte. Das Unfaßbare kann und soll schnellstens beseitigt werden. Die Entscheidung über die Fortsetzung der Schwangerschaft wird Inka und ihrem Mann praktisch abgenommen. Ihre Einwilligung in den Abbruch setzt man stillschweigend voraus.

Es bleibt keine Zeit, die Wirklichkeit zu ergründen und über das Kind und sein Schicksal nachzudenken. Die Entscheidung über sein Leben ist für die behandelnden Ärzte offenbar kein schwieriger, sorgfältig zu erwägender Konflikt, sondern ein klarer Fall. Ihre Reaktion bewegt sich ganz auf medizinisch-technischem Niveau. Ethisches kommt nicht zur Sprache.

Aber muß es das denn? Liegt der Fall nicht tatsächlich auf der Hand? Ein anenzephales Kind hat außerhalb des Mutterleibes so gut wie keine Überlebenschancen. Greift eine Abtreibung nicht lediglich seinem ohnehin bald eintretenden Tod etwas vor und erspart auf diese Weise seiner Mutter, ihrer Familie und vielleicht auch ihm selbst großes Leid? Darf die Frau in dieser Situation noch mit ethischen Fragen belastet werden? Wird ihr damit nicht nur noch zusätzlich ein schlechtes Gewissen gemacht? Aus wieviel weniger schweren Gründen wird abgetrieben! Warum jetzt zögern und abwägen?

Sturz ins Bodenlose

Die Szene im Krankenhaus wirkt irreal. Während Inka den herumalbernden Birk zu beruhigen versucht, erfährt sie, daß ihrem ungeborenen Kind ein Teil des Gehirns fehlt. Es ist eine der Situationen, in denen Menschen in ihren Grundfesten erschüttert werden, in denen ihre gesamte Wahrnehmung der Wirklichkeit ins Wanken gerät. Die eben noch einigermaßen heil geglaubte Realität entpuppt sich als Illusion. Wahr ist der Alptraum. Ein unermeßlicher Abgrund tut sich auf. Ohne Vorwarnung stürzt Inka hinein. Nirgends ein Halt. Keine Ahnung, was unten sein wird, ja ob es überhaupt ein Unten gibt.

In einer Zimmerecke zusammengekauert findet Torsten Inka vor, als er von der Arbeit nach Hause kommt. Die Nachricht trifft ihn genauso unerwartet. Er wird mit in den Abgrund hineingerissen.

In dieser kopflosen Lage muß eine Entscheidung gefällt werden. Die Ärzte drängen auf baldige Abtreibung. Doch Inka und Torsten spüren, daß sie Zeit brauchen. Sie wollen erst einmal die neue Situation soweit erfassen, daß sie auch nur entfernt erkennen können, zwischen welchen Alternativen sie zu wählen haben.

Fragen über Fragen tauchen auf: Können wir eine Abtreibung mit unseren Überzeugungen und mit unserem Gewissen vereinbaren? Wie würden wir mit einer solchen Entscheidung weiterleben? Oder sollen wir gegen die Meinung der Ärzte das Kind behalten? Wie wird es aussehen? Werden wir es annehmen und lieben können? Werden unsere Freunde uns beistehen? Was ist, wenn das Kind schwerbehindert überlebt? Wer wird für es sorgen, wenn wir Eltern eines Tages nicht mehr leben? Können wir es verantworten, es am Leben zu lassen, obwohl all dies unklar ist und die Ärzte zur Abtreibung raten?

Nur langsam gelingt es Inka und Torsten, Wichtiges von weniger Wichtigem, Tatsachen von Vermutungen zu unterscheiden. Die meisten Frage bleiben vorerst unbeantwortet. Trotzdem muß eine Entscheidung getroffen werden.

Wut auf Gott

Inka und Torsten sind Christen. Ihre Überzeugung macht es ihnen jedoch zunächst nicht leichter, das Unfaßbare aufzunehmen. Wie läßt sich auch der Glaube an einen allmächtigen, liebenden Gott mit diesem Schicksal vereinbaren? Wo ist Gott jetzt? Warum läßt er das zu? Warum verhindert er es nicht? Ist er zu schwach? Oder sind wir ihm gleichgültig? Gibt es ihn am Ende gar nicht?

Inka und Torsten sind von seiner Existenz überzeugt. Sie glauben, daß alles Leben und Geschehen aus seiner Hand kommt. Um so weniger können sie ihn verstehen. Inka ist wütend auf Gott. Sie sieht sich von ihm in eine ausweglose Lage gebracht und dort im Stich gelassen: Er gibt ihr ein schwerstbehindertes Kind, das nicht überleben kann und verbietet es ihr, sich seiner zu entledigen. Sie muß es behalten, obwohl sie es am Ende doch verlieren wird.

Inka und Torsten sprechen offen aus, was sie empfinden: Wut auf Gott, Verzweiflung und Angst. Sie sagen es einander und anderen Menschen. Und sie sagen es Gott. Das ist gut. Der Glaube, von dem in der Bibel die Rede ist, schließt Zweifel, Schmerz und Klage ein. Das alles darf und soll ehrlich zum Ausdruck gebracht werden. Verdrängung, Schönfärberei und fromme Sprüche haben da keinen Platz. Ganze Kapitel der Bibel, besonders im Buch Hiob und in den Psalmen, sind gefüllt mit den Klagen und Anklagen leidender Menschen, die Gott nicht verstehen. In manchmal drastischer Weise machen sie Gott Vorwürfe, bezichtigen ihn der Untätigkeit, ja der Ungerechtigkeit und Grausamkeit.

Und gerade hierin wird nicht nur ihr Zweifel, sondern auch ihr Glaube sichtbar: Sie bleiben in ihrer Not Gott zugewandt, wenn auch in einer kritischen und fragenden Weise. So kehren auch Inka und Torsten Gott nicht den Rücken, sondern sprechen mit ihm und mit anderen über ihre Not.

Es ist gut und notwendig, in aller Deutlichkeit zu sagen, wie es einem um's Herz ist. Und es ist gut, Menschen zu haben, die einem dabei zuhören, die mitgehen, mitleiden. Inka und Torsten finden solche Menschen. Auch sie wissen keine Antwort. Ihre Hilfe besteht nicht darin, etwas erklären zu können, sondern dabei zu sein und zu bleiben. Denn es gibt in dieser Sache keine Antwort, die mit Worten vermittelt werden könnte. Auch die Bibel bietet keine allgemeinen Erklärungen dafür an, warum einzelne Menschen leiden. Aber sie zeigt einen Weg durch das Leid. Sie schildert Erfahrungen von Menschen mitten im Leid, Erfahrungen der Nähe und Hilfe Gottes. Und eine solche, ganz individuelle Erfahrung machen auch Inka und Torsten mit ihrem Sohn Immanuel.

Mein Kind

Während die Ärzte vom Abbruch der Schwangerschaft als einer notwenigen Maßnahme sprechen, kann Inka nicht von ihrem Kind absehen. Für die Ärzte scheint mit der Diagnose Anenzephalus das Ungeborene kein Thema mehr zu sein. Inka aber ist nicht in der Lage, von ihm anders zu denken und zu reden, als von ihrem Kind.

Beide Arten des Umgangs mit dem ungeborenen Leben stehen in unserer Gesellschaft unversöhnt nebeneinander. Das erwünschte, gesunde Ungeborene wird in seinen Entwicklungsschritten beobachtet, mit Begeisterung gespürt und mit Spannung erwartet. Auf seine körperliche und seelische Entfaltung wird Rücksicht genommen. Ganz anders verfährt man beim behinderten oder aus anderen Gründen unerwünschten Ungeborenen. Man vermeidet, direkt von ihm zu sprechen, und versteckt es hinter Begriffen wie "Frucht" oder

"Schwangerschaft", wobei letzteres genau genommen nur einen Zustand der Mutter bezeichnet, den man ebensogut fortsetzen wie beenden kann.

Dieser gespaltenen Sicht kann Inka nicht folgen. Für sie ist es nicht beliebig, wie sie das Kind betrachtet, das sie in sich trägt. Es ist und bleibt ihr Kind, nichts weniger.

Diese Gewißheit gewinnt zentrale Bedeutung bei allen nachfolgenden Entscheidungen. Nur kurze Zeit hat Inka unter dem Eindruck der Aussagen der Ärzte und der ersten Reaktion ihres Mannes eine Abtreibung erwogen. Bald aber steht für beide fest: Es ist ihnen unmöglich, ihr Kind töten zu lassen.

Mit dieser Entscheidung treffen sie auf Widerstand. Inkas Gynäkologe lehnt eine weitere Betreuung ab. Er glaubt, die Verantwortung nicht länger tragen zu können. Wen würde eine solche ärztliche Meinung nicht zutiefst verunsichern? Handeln Inka und Torsten wirklich leichtsinnig oder gar unverantwortlich?

Dann aber findet Inka Menschen, die ihre Überzeugung respektieren und ihr Hilfe zusagen, darunter die Hebamme Rita. Sie ist für Inka der erste Lichtblick im dunklen Tal. Da ist eine fachkundige Frau, die auch als Freundin zu ihr steht. Bald findet Inka zudem eine neue Gynäkologin, Mura.

Gemeinsam mit Torsten fragen sich die drei ins Unbekannte vor. Was bedeutet Anenzephalie genau? Wie sehen solche Kinder aus? Gibt es Bilder? Wie werden diese Kinder geboren? Wie lange leben sie? Wie können sich die Mutter und die Familie darauf vorbereiten?

Alle Beteiligten haben Ängste. Offen sprechen sie darüber. Wieder ist es gut, mit den eigenen Gefühlen und Gedanken nicht allein zu sein. Auch Verwandte und

Freunde werden einbezogen. Inka und Torsten finden Zuspruch und Unterstützung. Sie wissen, daß viele Menschen an sie denken, für sie beten und bereit sind zu helfen.

Obwohl ihr Schicksal noch immer unbegreiflich und unabsehbar ist, merken Inka und Torsten, daß der Abgrund sie nicht verschlingt. Sie erleben, daß mitten im Dunkel ein Weg verläuft. Sie können ihn nur schrittweise erkennen, aber es gibt ihn.

Ganz allmählich gelingt es Inka, aktiv zu werden und einen Plan für die weitere Schwangerschaft und die Geburt zu entwickeln. Leitend wird für sie dabei der Wunsch, daß ihr Kind es so gut wie möglich haben soll, solange es lebt. Aus dem Bewußtsein: "Es ist mein Kind, das ich nicht töten kann" wird ein volles Ja zu diesem Kind und zum uneingeschränkten Einsatz für sein Wohl.

Menschenwürde

Ist Inkas und Torstens Entscheidung für ihr behindertes Kind willkürlich? Ist sie religiös begründet und damit womöglich irrational? Oder gibt es allgemeingültige Maßstäbe und Kriterien für eine solche Situation?

Konkreter gefragt: Läßt sich feststellen, von welchem Alter an oder unter welchen Voraussetzungen das Ungeborene ein Mensch ist? Läßt sich weiter zeigen, welche Würde und damit auch welche Rechte ihm in seinem jeweiligen Stadium und bei etwaiger Behinderung zukommen? Läßt sich verbindlich sagen, wie in Konfliktsituationen zu verfahren, wie zum Beispiel Rechte der Mutter gegen die des Ungeborenen abzuwägen sind, d.h. in welchem Fall die Tötung des Ungeborenen ethisch zu verantworten wäre?

Die vorherrschende Meinung verneint diese Fragen. Man ist weithin der Ansicht, daß sie nur individuell zu beantworten sind, wenn man sich nicht auf ein transzendentes, etwa von Gott geoffenbartes Ethos berufen will.

Diese Überlegung aber greift zu kurz. Denn jeder, der die obigen Fragen als berechtigt, wenn auch als nicht zu beantworten anerkennt, setzt voraus, daß es ein allgemeingültiges Ethos gibt. Er teilt nämlich die Überzeugung, daß es nicht beliebig ist, wer wen aus welchen Gründen tötet, sondern daß dabei eine Grenze zwischen objektiv Gutem und Bösem besteht. Er betrachtet genau genommen nur die exakte Bestimmung dieser Grenze als problematisch. Die meisten Menschen bestreiten also in der Praxis nicht ein absolutes Ethos, sondern dessen Erkennbarkeit in Grenzfällen.

Besteht im Falle des Ungeborenen ein solcher unbestimmbarer Grenzfall? Anders gefragt: Ist es unklar, ob das Ungeborene ein Mensch ist, dem wie allen anderen Menschen die volle Menschenwürde zukommt?

Um diese Frage beantworten zu können, müssen wir bestimmen, was den Menschen ausmacht. Es gilt herauszufinden, welche Eigenschaft unterschiedslos bei allen Menschen, aber bei keinem anderen Lebewesen vorkommt.

Menschen unterscheiden sich voneinander in vielfältiger Hinsicht, wie Größe, Intelligenz, Leistungsfähigkeit und Lebensalter. Und vieles auf den ersten Blick typisch Menschliche haben sie mit manchen Tieren gemeinsam: den aufrechten Gang, den Gebrauch von Werkzeug, ansatzweise auch die Sprache. Ja, ausgewachsene Tiere sind menschlichen Säuglingen und Kleinkindern sogar in einiger Beziehung überlegen. Dennoch sind Säuglinge zweifellos Menschen, und das nicht in geringerem Maße als Erwachsene. Denn das Menschsein nimmt im Laufe des Lebens nicht zu oder ab. Auch sind ein Bewußtloser und ein geistig Schwerstbehinderter nicht in geringerem Maße Menschen als Gesunde. Und ein Greis ist nicht mehr oder weniger Mensch als ein Kleinkind.

Das Menschsein ist eine Konstante. Es bleibt während des ganzen Lebens gleich. Wann aber beginnt es? Bei der Geburt? Sie stellt in der Tat einen tiefgreifenden Einschnitt im Leben eines Menschen dar. Aber genau betrachtet ändert sich dabei nicht sein Wesen, sondern seine Umgebung. Es gibt deshalb nur eine mögliche Antwort: Der Mensch ist Mensch von Anfang an. Weil das Menschsein nach der Geburt konstant ist, muß es auch vorher so sein. Weil es nach der Geburt von individuellen Eigenschaften unabhängig ist, muß das notwendigerweise auch vorher der Fall sein. Der Mensch entwickelt sich nicht zum Menschen, sondern als Mensch. Diese Entwicklung dauert von der Zeugung bis zum Tod. "Ein Mensch wird nicht Mensch, sondern ist Mensch von der Befruchtung an", schreibt der Embryologe Prof. E. Blechschmidt (in: Die Erhaltung der Individualität, Neuhausen-Stuttgart 1982, S. 25).

Was aber haben nun alle Menschen im Gegensatz zu sämtlichen anderen Lebewesen gemeinsam? Die Antwort lautet schlicht und einfach: menschliche Eltern. Jedes Lebewesen, das von Menschen abstammt, ist ein Mensch, und zwar ohne Einschränkungen und Schwankungen zu jedem Zeitpunkt seiner Existenz. Dies ist die einzige Definition, die das vollständige Menschsein aller geborenen Menschen garantiert. Und sie umfaßt zwingend auch die Ungeborenen. Jede andere Definition, die versuchen würde, Ungeborenen das volle Menschsein abzusprechen, müßte auch geborene Menschen mit geistigen, körperlichen oder sozialen Defiziten als Menschen geringeren Grades oder gar als nichtmenschlich einstufen.

Die Einsicht, daß es sich bei den Ungeborenen uneingeschränkt um Menschen handelt, macht nun die Schwere des Schwangerschaftskonfliktes erst wirklich deutlich. Es geht dabei in jedem Fall um die Frage, ob eine Notlage so schwer wiegt, daß es ethisch vertretbar ist, zu ihrer Behebung oder Begrenzung einen Menschen zu töten.

Um diese Abwägung vornehmen zu können, müssen wir noch eine weitere Überlegung anstellen. Es gilt herauszufinden, ob individuelle Eigenschaften wie Alter, Fähigkeiten und Sozialisation eines Menschen einen Einfluß auf seine Schutzwürdigkeit haben. Diese Frage stellen, heißt sie beantworten: Einen solchen Einfluß gibt es nicht. "Jedes menschliche Leben ist gleich wertvoll, auch das ungeborene", urteilte deshalb 1975 das Bundesverfassungsgericht. Mehr noch: Je hilfloser ein Mensch ist, desto größer sind seine Schutzbedürftigkeit und damit die Pflicht der Stärkeren, seine Würde zu wahren.

Erst nach Klärung dieser elementaren ethischen Grundsätze kann die Abwägung im Schwangerschaftskonflikt in verantwortbarer Weise erfolgen. Die Entscheidung ist damit noch keineswegs vorgegeben. Denn zum grundsätzlichen Verbot, Menschen zu töten, gibt es einige, wenn auch umstrittene Ausnahmen. Als solche gelten individuelle und kollektive Notwehr sowie die Todesstrafe. Diskutiert wird auch die aktive Sterbehilfe. Hier kommen wir m.E. in einen Grenzbereich, der unterschiedliche Meinungen zuläßt. Dieser Bereich läßt sich allerdings nicht beliebig ausdehnen, sondern bewegt sich in einem engen Rahmen.

In unserem Zusammenhang sind Notwehr und Sterbehilfe bedenkenswerte Parallelen. Eine Schwangerschaft kann das Leben der Mutter bedrohen. Hier ist meiner Auffassung nach ein ethisch eindeutig richtiges Verhalten nicht zu bestimmen. Eine Abtreibung wäre vertretbar, ebenso aber auch die Entscheidung, vielleicht im Vertrauen auf Gott, das Leben des Kindes nicht anzutasten.

Der Fall, der dem von Inka und Torsten am nächsten käme, wäre wohl der der aktiven Sterbehilfe. Sie ist umstritten, scheint aber gegenwärtig an Akzeptanz zu gewinnen. Ihre Befürworter setzen ihr, nicht zuletzt wegen der sogenannten Euthanasie im Dritten Reich, enge Grenzen. Getötet werden darf nur, wer schwer und unheilbar leidet und ausdrücklich seinen Tod wünscht. Kann er selbst dieses Verlangen nicht äußern, so ist nach seinem vermuteten Willen mit dem Einverständnis seiner nächsten Verwandten zu verfahren. Besteht in irgendeiner Hinsicht Zweifel an dem Wunsch des Leidenden oder an seinen Heilungsaussichten, darf er nicht getötet werden.

Umstritten ist die aktive Sterbehilfe vor allem wegen der schwer kontrollierbaren Möglichkeit ihres Mißbrauchs. Aus christlicher Sicht ist außerdem problematisch, daß sich der Mensch hier zum Herrn über Leben und Tod macht.

Treffen aber die Kriterien der aktiven Sterbehilfe überhaupt auf ein anenzephales Kind zu? Das wäre der Fall, wenn es erheblich leiden würde und seine Schmerzen nicht gelindert werden könnten. Dies scheint jedoch nicht die Regel zu sein. Inka hatte vielmehr den Eindruck, daß Immanuel sich in ihrem Bauch wohl fühlte, weshalb sie ihm diese Zeit so lange wie möglich erhalten wollte.

Inka behandelte das Kind, das sie in sich trug, als das, was es war: als einen kleinen, schutzbedürftigen Menschen, der ihr eine Zeitlang anvertraut war, einen Menschen mit unantastbarer Würde, ein Kind mit der gleichen Liebesbedürftigkeit wie jedes andere. Inka wandte sich ihrem Kind ganz und gar zu. Es war schwerstbehindert. Aber es war ihr Kind.

In weiten Kreisen der Bevölkerung werden Ungeborene, insbesondere behinderte, ganz anders gesehen. Dort wird die Frage nach ihrem Menschensein und ihrer Menschenwürde nicht gestellt. Man orientiert sich vielmehr an der gesellschaftlichen Usance: Wenn jedes Jahr Hunderttausende von gesunden Ungeborenen abgetrieben werden, warum dann nicht erst recht behinderte? An dieser Stelle setzt sich zusätzlich das von der Ärztin Mura Kastendiek angesprochene Prinzip "Hauptsache gesund" gegen etwaige ethische Bedenken durch.

Behinderung ist zum Unwert, Gesundheit zu einem der höchsten Werte avanciert. Diese Tendenz erweist sich als so mächtig, daß sie zu einem gespaltenen Verhalten führt: Vor der Geburt werden Behinderte getötet, nach der Geburt werden sie besonders gefördert und geschützt.

Dieses Problem verstärkt sich in gewisser Hinsicht durch die fortschreitende pränatale Diagnostik. Je früher Behinderungen festgestellt werden, desto schwächer ist gewöhnlich die emotionale Beziehung der Eltern zu ihrem ungeborenen Kind und entsprechend größer die Bereitschaft zur Abtreibung. Andererseits muß das Entdecken einer Behinderung nicht notwendig zum Schwangerschaftsabbruch führen. Inka und Torsten zeigen, daß die Diagnostik Eltern, die nicht abtreiben, mehr Zeit läßt, sich auf ihr behindertes Kind einzustellen. Inka und Torsten haben dies als große Hilfe empfunden.

Immanuel

Inka entscheidet, ihr drittes Kind so wie Marco und Birk zu Hause zur Welt zu bringen. Obwohl ihre Ärztin ihr davon abrät, hält sie an diesem Plan fest. Inka selbst will zu Hause sein, und ihr Kind soll ein Zuhause haben, so kurz es auch bleiben wird. Es soll nicht zum Forschungsobjekt werden, sondern in liebevoller, häuslicher Umgebung geborgen sein.

Zu Hause kommt es dann auch zur Welt. Die Geburt ist anstrengend. Und noch einmal werden bei allen die Ängste lebendig, wie das Kind wohl aussehen wird. Umso größer ist die Erleichterung, als es geboren ist: ein kleiner Junge mit einer großen Wunde am Kopf. Immanuel ist da.

Es war Inkas Wunsch, ihr Kind lebend zu sehen. Sie hat darum gebetet, eine kurze Zeit nach der Geburt mit ihm zusammensein zu dürfen. Ihr Gebet wird erhört. Immanuel lebt. Er blinzelt sie an und trinkt an ihrer Brust. Er schläft und wacht, er schnalzt mit der Zunge und erzählt. Einen Tag lang bleibt er. In der folgenden Nacht wacht Inka auf und will ihn stillen. Er lächelt sie an und stirbt in ihren Armen.

Der kleine Körper wird liebevoll aufgebahrt. Gemeinsam mit Freunden nehmen Inka, Torsten und ihre Kinder Abschied. Sie trauern um ihr Kind, ihren Bruder. Eine Andacht wird gehalten. Der Abschied ist schwer.

Nur kurz war Immanuel da. Für Inka ist es wie ein Besuch von Gott gewesen. Deshalb hat sie den Kleinen auch Immanuel genannt: "Gott mit uns". Sie betrachtet es als Geschenk, Immanuel gehabt zu haben. Sie beschreibt es als schmerzliche, aber heilsame Erfahrung.

Inka und Torsten haben sich trotz vieler Widerstände und Schwierigkeiten ganz auf ihr Kind eingelassen. Sie haben es nicht beseitigt, sondern angenommen. Sie haben nicht gegen ihr Gewissen gehandelt und keine Hypothek auf sich geladen, die sie mit großer Mühe hätten verdrängen oder in Umkehr und Trauer überwinden müssen. Sie haben die Würde ihres Kindes geachtet. Sie haben damit auch ihre eigene Würde gewahrt.

Und sie haben ihr Kind wieder gehen lassen. Sie haben es auch innerlich los- und freigelassen. Aber es ist damit nicht aus ihrem Leben verschwunden. Immanuel hat seinen Platz in ihrer Erinnerung. Sie haben dieses Buch über ihn geschrieben. Und sie haben sein Bild zwischen den anderen Familienfotos aufgehängt. Er war ihr Kind und wird es immer bleiben.

Die christliche Hoffnung reicht über den Tod hinaus. Christen sind überzeugt, daß den Kindern und allen, die ihnen im Sinne Jesu gleich werden, das Reich Gottes gehört. Christen glauben, daß dem jetzigen Leben ein anderes folgt, das sich zu jenem verhält wie die Blume zum Samen, wie das Licht zur Dunkelheit. Sie glauben, daß dort alle Krankheit überwunden sein wird und sie einander wiederfinden werden als die Menschen, als die sie vom Schöpfer gedacht sind. Dorthin ist Immanuel vorausgegangen.

MONIKA, DIE FREUNDIN: NACHWORT

Monika Mohrmann

Dreieinhalb Jahre sind vergangen seit jenen Ereignissen, die das Leben einer Familie, aber auch das mancher Helfer und Freunde veränderte.

Mein Mann und ich hatten Inka und Torsten 1984 in Berlin kennengelernt. Die Vertrauensebene, die damals entstanden war, war Voraussetzung für manche Gespräche und Begegnungen in den folgenden Jahren, so auch für jene Begegnung im April 1990 in Frankfurt, als Inka und Torsten hilflos vor der Frage standen: abtreiben oder Leben erhalten, solange es möglich ist?

Wir hatten keine Lösung anzubieten. Wir konnten ihnen nicht raten. Wir versuchten aber, in langen Gesprächen das Für und Wider zu beleuchten und sie selbst auf eine Antwort kommen zu lassen. Das auszuhalten, war schwer.

An der weiteren Entwicklung konnten wir wieder nur aus der Ferne teilhaben. Aber in uns entstand Freude bei dem Gedanken: Da sind zwei Menschen, die haben Ehrfurcht vor dem Leben, und die Liebe ist stärker als die Angst.

Am 26. 9. 1993, drei Jahre nach Immanuels Leben und Sterben, wurde Runa geboren, eine gesunde Schwester für Marco und Birk.

AUS UNSEREM VERLAGSPROGRAMM

Thomas Schirrmacher. Argumente gegen die Abtreibung aus Bibel und Geschichte. Vorträge auf 2 Kassetten. zus. 28.00 DM

Reihe: Biblia et symbiotica

Bd. 1: *Stephan Holthaus. Fundamentalismus in Deutschland: Der Kampf um die Bibel im Protestantismus des 19. und 20. Jahrhunderts.* 1993. 536 S. 59.80 DM - ISBN 3-926105-06-2

Bd. 2: *Thomas Schirrmacher (Hg.). Bibeltreue in der Offensive: Die drei Chicagoerklärungen zur biblischen Irrtumslosigkeit, Hermeneutik und Anwendung.* 1993. 90 S. 14.80 DM - ISBN 3-926105-07-0

Bd. 3: *Karsten Bürgener. Die Auferstehung Jesu Christi von den Toten: Eine Osterharmonie ist möglich.* 4. Aufl.: 1993. 160 S. (Format 24,7 x 18,3). 28.00 DM - ISBN 3-926105-11-9

Bd. 4: *Thomas Schirrmacher: Paulus im Kampf gegen den Schleier: Eine alternative Auslegung von 1. Korinther 11,2-16.* 1993. 168. S. 29.80 DM - ISBN 3-926105-14-3

Bd. 5: *Hans Georg Asmussen. Sonne stehe still ...! Frühe Geschichte Israels neu durchdacht.* 2. Auflage, 1993. 19.80 DM - ISBN 3-926105-30-5

Bd. 6: *Stephan Holthaus, Thomas Schirrmacher (Hg.). Der Kampf um die Bibel: 100 Jahre Bibelbund (1894-1994).* 1994. 168 S. 14.95 DM - ISBN 3-926105-31-3

Bd. 7: *Thomas Schirrmacher. Der Text des Römerbriefes: Für das Selbststudium gegliedert.* 1994. 68 S. geheftet. 12.00 DM - ISBN 3-926105-33-X

Bd. 8: *Friedhelm Jung. Die deutsche Evangelikale Bewegung: Grundlinien ihrer Geschichte und Theologie.* 1994. 432 S. 59.80 DM - ISBN 3-926105-34-8

Bd. 9: *Bernhard Kaiser. Luther und die Auslegung des Römerbriefes: Eine theologisch-geschichtliche Beurteilung.* 1995. 334 S. 49.80 DM - ISBN 3-926105-35-6

Bd. 10: *Lothar Käser (Hg.). Wort und Klang: Festschrift Martin G. Schneider.* 1995. 360 S. 49.80 DM - ISBN 3-926105-43-7

Bd. 11: *Jochen Bohn. Der Mensch im calvinischen Staat: Göttliche Weltordnung und politischer Beruf.* 1995. 146 S. 29.80 DM - ISBN 3-926105-45-3

Bd. 12: *Thomas Schirrmacher. Galilei-Legenden* und andere Beiträge zur Schöpfungsforschung und zur Chronologie der Kulturgeschichte 1979-1994. 1995. 338 S. 59.80 DM - ISBN 3-926105-58-5

Bd. 13: *Tobias Jäger. Olavus Petri, Reformator in Schweden und andere skandinavische Beiträge.* 1995. 78 S. 24.00 DM. ISBN 3-926105-54-2

(alle Bände Paperback)